健康中国 科普丛书

U0236105

「胰」路肝胆，健康协行

冯 伟 蔡小丹 —————— 著

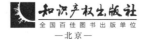

知识产权出版社

全国百佳图书出版单位

—北京—

图书在版编目（CIP）数据

"胰"路肝胆，健康协行／冯伟，蔡小丹著．—北京：知识产权出版社，2023.4
（健康中国科普丛书）
ISBN 978-7-5130-8055-2

Ⅰ.①胰… Ⅱ.①冯… ②蔡… Ⅲ.①肝疾病-防治-普及读物②胆道疾病-防治-普及
读物③胰腺疾病-防治-普及读物 Ⅳ.①R57-49

中国版本图书馆 CIP 数据核字（2022）第 014950 号

内容提要

本书通过分析肝胆胰常见疾病，以对话的形式对有关的知识进行阐释，旨在通过这些
分享避免读者对疾病产生未知的恐慌，让读者知道日常生活中该怎么保护自己的肝胆胰等
器官，用科学的方法保持身体的健康。

本书语言通俗有趣，适合大众阅读。

责任编辑：李　叶　　　　　　　　　责任印制：刘译文

健康中国科普丛书

"胰"路肝胆，健康协行
"YI" LU GANDAN，JIANKANG XIEXING

冯　伟　蔡小丹　著

出版发行：知识产权出版社有限责任公司	网　　址：http://www.ipph.cn
电　话：010-82004826	http://www.laichushu.com
社　址：北京市海淀区气象路 50 号院	邮　编：100081
责编电话：010-82000860 转 8745	责编邮箱：laichushu@cnipr.com
发行电话：010-82000860 转 8101	发行传真：010-82000893
印　刷：三河市国英印务有限公司	经　销：新华书店、各大网上书店及相关专业书店
开　本：720mm×1000mm　1/16	印　张：11.25
版　次：2023 年 4 月第 1 版	印　次：2023 年 4 月第 1 次印刷
字　数：144 千字	定　价：50.00 元

ISBN 978-7-5130-8055-2

出版权专有　侵权必究
如有印装质量问题，本社负责调换。

目　录

第四章 "胆"战心惊

第五章 沁入"肝脾"

第六章 "肝胆"楚越

第七章 披"肝"沥"胆"

第一章

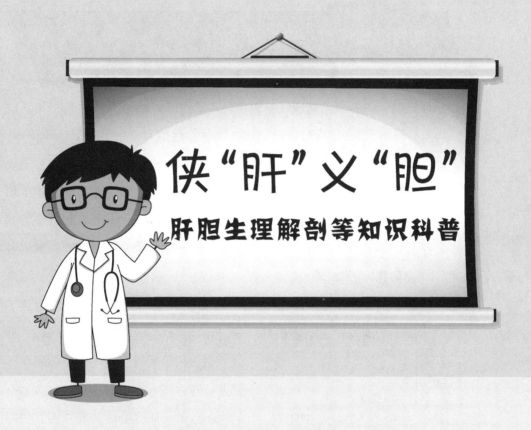

侠"肝"义"胆"

肝胆生理解剖等知识科普

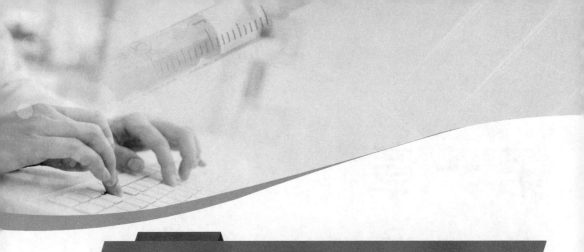

如何读懂体检单中肝功能？

❖肝胆生理

今天刚一到门诊，老娘就打来电话："你徐阿姨刚拿到体检结果，说肝功能有异常，你一定要好好给看看！"忙得屁颠屁颠的我赶紧应承下来。正寻思着哪个徐阿姨的时候，就见她已经拿着我们医院的体检报告单出现在我办公桌对面了。迅速扫了一眼体检报告，老人退休后查的都是基本项目，对于一位 70 岁的老年人，体检结果基本达标，少数几个上上下下的箭头并没有实际的临床意义。"徐阿姨，您老这身体没什么异常。都好着呢！""没问题？肝功能也没问题？"徐阿姨瞪大眼睛看着我的时候，我真的怀疑自己是不是肝胆外科医生了，赶紧又再看一遍。"哦，您说这个啊！"指着肝功能一栏的谷氨酰转肽酶（GGT，也称 γ-谷氨酰转肽酶），我注意数值只是相较正常范围稍微高了一点儿，作为专科医生真的不会太在意。"您最近有没有服用什么药物啊？如感冒药？安眠药？""这倒提醒我了，我体检前由于感冒吃了几天感冒药。把肝吃坏了？"看着徐阿姨狐疑的表情，我不得不认真对待她的疑问。"您老先坐会儿喝点水，我慢慢跟您解释。"

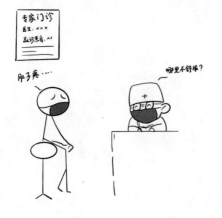

"肝脏是我们人体内最大的实质性器官，功能很复杂。我们吃的很多物质如蛋白质、脂类、糖类（碳水化合物）和维生素等的合成、转化与分解，都需要肝脏参与，同时肝脏还参与了药物的转化并具有解毒功能。肝脏还分泌胆汁，帮助我们消化等。功能多也就意味着容易受损，且更容易受到多种因素的影响，但大多数情况下，由于肝脏具有强大的代偿功能，能够通过自身的再生修复来满足机体功能需求。"

"医院的肝功能检查都是检测与肝脏功能代谢有关的各项指标，主要包括胆红素和胆汁酸代谢、肝胆细胞酶系、蛋白质合成、脂质代谢、肝脏排泄和解毒能力等几项。这些指标囊括了肝脏最重要的功能。您说的这个就是肝胆酶的一种，全名是谷氨酰转肽酶，它主要来自肝内胆道系统，因此，它是肝胆疾病的主要监测项目之一。它轻度和中度增高反映了肝脏炎症的情况。要是明显升高就可能与胆道疾病有关，包括胆管结石、胆管炎症、阻塞性黄疸，甚至胆管肿瘤等。口服药物如复方的感冒药、镇静药等，也会使 GGT 升高。很多男同志长期或大量饮酒也会导致这个酶长期升高。但大多数情况下，GGT 升高往往伴随其他肝细胞酶学异常，比如我们常说的谷丙转氨酶即谷氨酸丙酮酸转氨酶（ALT）、谷草转氨酶即天门冬氨酸氨基转移酶（AST）等的变化。"我指着体检报告单上的向上箭头，对徐阿姨

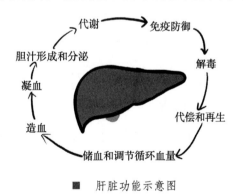

■ 肝脏功能示意图

说："您这只有 GGT 的轻度升高，您又没有饮酒习惯，所以大概率判断与您吃药有关。因而我们体检前尽可能停止有影响的药物或者停止饮酒至少3 天，且肝功能检查前最好保持空腹 8~12h，不进食也不喝水。检查前一晚，不能喝酒，最好清淡饮食，并且不要熬夜，否则都可能影响肝功能的

检查结果。"看着徐阿姨紧缩的眉头舒展了，看来解释还是蛮有效果的。

体检报告单上如果有肝功能异常结果时可到肝胆胰外科咨询。

说起肝功能检查，肝脏作为最大的实质性器官富含血管，具有强大的调节血容量和体液及电解质平衡的作用，同时还具有许多重要且复杂的生理功能。

（一）分泌胆汁助消化

肝细胞能不断地分泌胆汁和胆汁酸，促进脂肪在小肠内的消化和吸收。肝细胞每天可产生大约 1000ml 胆汁，能够帮助脂肪及脂溶性维生素在肠道内的消化吸收，还能帮助我们排泄一些可以溶解在胆汁中的有毒和有害物质。如果没有胆汁的参与，我们吃进去的脂肪中将会有 40% 通过粪便排到体外，还会出现各种脂溶性维生素吸收不良的情况。

（二）参与各类营养物质的代谢

食物经由肠道各种酶、细菌参与并被消化成我们能够利用的物质后，都经门静脉血管系统进入肝脏，在肝脏内相应的位置合成三大代谢基本物质：糖类、蛋白质和脂肪，并参与多种维生素与激素的代谢。

1. 糖代谢

葡萄糖是最重要的生命能源物质，肝脏能将糖类（碳水化合物）、蛋白质和脂肪转化为糖原并储存于肝内。在机体有需要的时候（如饥饿、劳动、创伤及手术等情况），糖原在各种催化酶的作用下，迅速转化为小分子葡萄糖释放到血液中供机体组织利用。然而肝脏内能储存的肝糖原数量有限，一般成人肝脏内含有 100g 左右的肝糖原，仅够禁食 24h 之用。肝糖原并不是为肝脏本身代谢保留的，而是为了调节血糖，同时为身体的重要组织和细胞等（如中枢神经、周围神经、白细胞、红细胞、视网膜等）供能，以保障短时间内重要器官组织的功能需求。

2. 蛋白质代谢

消化道从食物中吸收的氨基酸将在肝脏内进行蛋白质合成、脱氨和转氨等加工，再重新合成人体所需要的各种重要的蛋白质，如白蛋白、纤维蛋白原和凝血酶原等。这些重要的蛋白质将在加工后进入血液循环系统，以供应全身器官的需求。肝细胞严重损害时，就可能出现低蛋白血症和凝血功能障碍。肝细胞是体内合成白蛋白的唯一场所，当肝细胞广泛受损时，临床上就出现低白蛋白血症。这样血管内胶体渗透压就会降低，组织间水分潴留及重吸收产生障碍，导致肝性腹水和下肢水肿。临床上由肝功能损害引起的低蛋白血症和凝血功能障碍，常作为我们评估能否手术、手术安全性及患者术后预后的重要指标。而体内代谢产生的氨是对人体有毒的物质，肝脏这个强大的"化工厂"能将大部分的氨"废料"合成尿素，经由肾脏排到体外。肝细胞严重受损时，脱氨作用减退，血氨因此增高，这是目前公认的发生肝性脑病的最主要原因之一。另外，在肝细胞内有多种转氨酶，能将一种氨基酸转化为另一种氨基酸，这样就可以增加人体对不同食物的适应性。肝细胞受损后，细胞内的转氨酶被释放到血液中，就会被我们检查肝功能时发现了。

3. 脂肪代谢

没想到吧，肝脏竟然还是脂肪运输的枢纽。我们大快朵颐之后消化吸收的脂肪一部分进入肝脏，转变为体脂而得以储存。饥饿时，储存的体脂先被运送到肝脏，然后进行分解。这个逆向分解过程也称为糖原的异生。同时，我们的肝脏还能维持体内各种脂质的恒定性，使之保持一定浓度和比例。当脂肪代谢紊乱时，脂肪就会堆积在肝脏内，长此以往形成我们临床常见的脂肪肝。

4. 维生素代谢

肝内胡萝卜素酶能将胡萝卜素转化为维生素 A 加以储存，人体95%的维生素 A 都储存在肝内。肝脏还储存维生素 B 族、维生素 C、维生素 D、维生素 E 和维生素 K，参与各类重要的细胞内代谢和能量转换。

5. 激素代谢

正常情况下，血液中各种激素都保持一定含量，多余的经肝脏处理会被灭活。尤其对雌激素及神经垂体分泌的抗利尿激素，肝脏具有灭活作用。肝硬化引发肝功能下降，对体内的雌激素灭活作用减退，引起蜘蛛痣、肝掌及男性乳房发育等现象。而与此同时，体内抗利尿激素灭活减少，更加剧肝硬化时体内水钠潴留，产生水肿和肝性腹水。

（三）制造各种凝血因子，参与止血与凝血的重要过程

正常人有正常的凝血功能。凝血的过程是一个十分复杂的互相牵制的生理过程，需要十多种物质的参与，我们把它们统称为凝血因子。凝血过程需要血小板、钙、凝血酶、纤维蛋白原等的参与。血小板与红细胞、白细胞一样，也是血液中的有形成分，它们的体积比红、白细胞小得多。血小板很容易在粗糙不平的地方停留、积聚、凝集。平时我们的血管都是光滑的，因此它与血管相安无事。当血管损伤出现裂隙时，血小板就在伤口附近聚集。与此同时，血小板本身也会破裂而释放出能使血管收缩的物质，如5-羟色胺（血清紧张素）等，帮助封堵伤口。但是，光有血小板还远远不够，还需要其他物质的参与，其中最重要的就是纤维蛋白。纤维蛋白，顾名思义是在显微镜下呈现细丝状交错纵横的棉花纤维样表现的蛋白。正常人的血液中总有少量的纤维蛋白，但又很快被溶解了，因为血液中有一套防止纤维蛋白生成、聚集和促使纤维蛋白分解的系统，在正常情

况下保持协调状态，使血液维持在不凝固的流体状态。当血管受损破裂后，大量血小板先在伤口处黏着、积聚并被破坏释放出一些物质，这些物质随后引起一连串连锁反应，使细丝状的纤维蛋白大量生成，聚集在伤口处。同时，形成的纤维网格把血细胞等有形成分拦截并堵塞、凝结成胶冻的物质，就形成了我们肉眼可见的凝血块。从一个伤口出血开始算起，一直到出现凝血块，止住出血，这段时间叫出血时间，正常人一般需要2~8min。有动脉硬化的患者，由于动脉壁上有一些粗糙不平的物质沉积，血液就容易在这里凝固形成血栓，产生冠状动脉、颅内动脉的硬化，一旦血栓堵塞就会发生我们知道的严重病症，如心肌梗死、脑梗死等。相反，如果凝血的机构不健全，有的人血小板的数量太少，或血液中缺乏某些化学成分，皮肤割破后就容易流血不止。有时虽然皮肤并不破损，在体内关节、皮下或肌肉处，也会出现出血的现象。肝脏是产生多种凝血因子的主要场所，肝功能受损时可引起凝血因子合成障碍，导致凝血功能不良，凝血时间延长，患者容易发生出血倾向。而因为牙龈黏膜和鼻黏膜暴露，比较脆弱，所以临床最容易被发现和表现为牙龈出血和鼻出血。严重肝硬化合并门静脉高压的患者甚至会出现食管胃底静脉曲张破裂，加之凝血功能障碍而导致上消化道大出血，这也是一部分肝硬化病人晚期死亡的主要原因。

（四）防御和免疫

肝脏是人体最大的单核吞噬细胞系统。肝静脉窦内皮层含有大量的库普弗细胞❶，能够吞噬血液中的异物、血液及其他颗粒物质。当肠黏膜受细菌等攻击受损情况下，致病性物质便容易穿过肠黏膜而进入肠壁内的毛

---

❶ 编辑注：库普弗细胞能够清除血液中的异物颗粒等。

细血管和淋巴管，随后突破屏障通过门静脉系统进入肝脏。其中9%的细菌在经过肝静脉窦时被库普弗细胞吞噬。肝脏里还有一种数量不小的巨噬细胞，对于入血的外来分子，尤其是颗粒性的抗原物质，如有机会经过肝脏就会被这种细胞吞噬、消化，或者经过初步处理后交给其他免疫细胞进一步清除。另外，肝脏里含量很高的淋巴细胞也能继续交接处理这些抗原物质，包括自然杀伤细胞等。在有炎症反应时，血液或其他淋巴组织里的淋巴细胞也很快汇聚到肝脏，解决炎症问题。

（五）清除各种有害毒素

门静脉系统直接收集来自肠道及腹腔的回流血液，血中的有害物质和微生物等抗原性物质，都将在肝内被拦截进行解毒和清除。肝脏也是人体最主要的解毒和代谢器官之一，它尽可能地保护机体免受损害，使有毒、有害物质转化为相对无毒的或溶解度大的物质，随胆汁或尿液排到体外。肝脏解毒主要通过以下三种方式：①化学方法，如氧化、还原、分解和脱氧作用。前面提到的氨是一种有毒的代谢产物，它的解毒主要是通过在肝内合成尿素，随尿液排出体外。有毒物质与葡糖醛酸、硫酸、氨基酸等结合可变成无毒物质。②吞噬作用，肝脏受损时人体就易中毒或感染。肝细胞中含有大量巨噬细胞，有很强的吞噬能力，起到了吞噬病菌、保护肝脏的作用。③分泌作用，一些重金属及来自肠道的细菌，可随胆汁分泌排出。

平常我们体检时提起肝功能，自然而然会想到转氨酶。其实，随着我们对肝脏强大功能的认知越来越深入，肝功能检查项目种类也就越来越多，但目前临床体检仍主要包括下面四大类。

第一大类就是反映肝细胞损害的指标，也就是肝胆酶系，包括 ALT、AST、碱性磷酸酶（ALP）、GGT 等。临床上 ALT、AST 能提示肝细胞损伤及其损伤程度，反映急性肝细胞膜的损伤以 ALT 最敏感，反映肝细胞内部损伤程度 AST 较敏感，AST 大幅度升高意味着肝细胞损伤比较严重，因此，常把 ALT/AST 作为诊断指标和病情监测指标。但要注意，AST 还分布于心肌、骨骼肌和肾脏等组织中，所以在 AST 明显升高的病人中还要考虑存在急性心肌梗死、心肌炎、肌炎、肾炎等情况。

第二大类是反映肝脏排泄功能的指标。最常用胆红素定量，包括总胆红素、直接胆红素、间接胆红素三种。胆红素是血液中衰老红细胞分解和破坏的产物，肝细胞受到损伤时如肝炎，直接和间接胆红素都会明显升高。胆道梗阻性疾病，血中直接胆红素显著升高。而溶血性疾病使血液中红细胞破坏产生的胆红素来源增加，如果肝脏处理不及时，则会造成间接胆红素明显增加。

第三大类是反映肝脏贮备功能的指标，如血浆蛋白（白蛋白和前白蛋白）和凝血酶原（PT）、胆碱酯酶等反应了肝脏合成功能及贮备能力。白蛋白尤其是前白蛋白下降提示蛋白合成能力降低，PT 延长提示凝血功能异常。

第四大类用来反映肝脏间质情况，常用来评估肝纤维化及肝硬化的程度，如透明质酸、层粘连蛋白、胶原的血清含量，都与肝纤维化和肝硬化密切相关。

肝功能主要是肝脏的生理功能，体检常选择几种有代表性的指标，包括胆红素、蛋白、肝胆酶系等。这些指标可以帮助患者及早发现和诊断某些疾病，如是否患有急、慢性肝炎，酒精肝，药物性肝炎，脂肪肝，肝硬化及肝胆系统疾病等。但是单看指标数值也有一定局限性，因为肝功能检查的敏感程度有一定限度，加上肝脏强大的代偿储备能力，肝功能检查指标正常不一定没有相关问题。另外，肝功能检查中的有些指标缺乏特异性，因而这些指标异常也不一定就是肝脏本身出现了问题。总之，肝功能检查只能作为诊断肝胆系统疾病的一种辅助手段，要对疾病作出正确诊断，还必须结合病史、体格检查及影像学检查等，由专科医生作出全面而综合的分析判断。

面黄口苦，是肝脏出问题了吗？

❖肝胆病理

"主任，您帮我看看，最近我面色暗黄，而且每天早上起床后老是口苦难受，是不是肝脏出问题了？"一个黛玉样羸弱的少妇一进门诊就这样轻声言语着，但我注意到她脸色相较我们常见的肝病晦暗的面容似乎更显得少了一丝血色，相衬下不应该说面色发黄，而算白皙才对。检查了一下手心、脚心没有明显的发黄，眼球也没有明显发黄，结膜反而有点略显苍白。仔细询问了下近期饮食情况，没有进食大量柑橘、南瓜等含色素的食物或者药物，基本可以排除食物或者药物性色素改变。别小瞧这一步，可有不少医生忽略此步而导致判断失误的。

皮肤、巩膜黄染一旦排除生理原因，就得考虑病理性原因了。多数黄疸是胆红素代谢障碍引起血胆红素升高，尿液颜色深黄，严重时粪便会变白等。首先是溶血，溶血会导致大量的非结合胆红素运输至肝脏，超过肝脏的摄取与结合能力，引起血液中非结合胆红素浓度增高进而引起黄疸。其次是肝脏本身疾病，如肝炎、药物损害等，此时肝细胞受损，肝细胞对非结合胆红素的摄取、结合能力下降，合成的一部分结合胆红素没有经过毛细胆管排泌，反而经过坏死的肝细胞间隙反流入肝脏的淋巴液与血液中，导致血清中结合胆红素浓度增高而出现黄疸，这种病人往往存在伴随转氨酶明显升高。再次是有些年轻女性因为免疫因素导致结合胆红素排泄的汇管区（也称门管区）发生炎症改变或结构异常，毛细胆管、小胆管内胆栓形成，结合胆红素经受阻的胆管溢出反流入肝脏淋巴流与血液，也会引起黄疸。最后是胆道引流系统如肝内、外胆管、肝总管、胆总管及其开口远端等任何部位发生阻塞，迫使胆管扩张导致肝内小胆管或微细胆管、毛细胆管发生破裂，结合胆红素从破裂的胆管溢出，反流入血液中而发生黄疸。

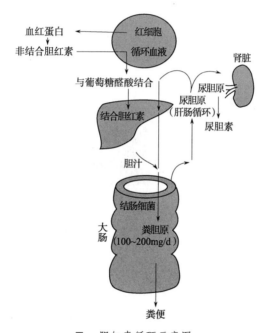

■ 胆红素循环示意图

快速地捋了一遍可能的情况，初步判断该病人不像肝脏问题引起的黄疸。而口苦的因素不外乎口咽部因素如慢性咽炎，食管胃部因素如胃食管反流疾病，肝胆因素如胆汁反流性胃炎、急慢性肝炎等，所以就紧接着追问了几个问题："做什么工作？""早晨起来干呕吗？""最近有没有熬夜？""月经是否规律？经量有没有明显增多？""近期有没有厌油、食欲不振、乏力？""最近饮食是否规律，有没有喜好吃夜宵？""夜里有没有烧心或者反酸的感觉？或者夜里是否感到心口隐痛不适？"她最近经常熬夜工作，饮食不规律，而且有时候晚上吃得晚，甚至在临睡觉前还有进食习惯，夜里还经常有胸前灼烧样的"烧心感"，严重时导致睡眠中断。这是典型的胃食管反流症状。经过一些基本的血常规、肝功能和腹部 B 超检查，检查结果果然如我判断，除了轻度贫血外，肝功能等都正常。我们一起谴责了过劳的工作状态，我建议她规律饮食和作息，避免睡前进食夜宵，最好在进食至少 4h 后再睡觉，同时要适当增加锻炼。如果症状不能好转，就得进行药物调节了。

切除胆囊以后吃饭就没有胃口了，真的如此吗？

❖ 肝胆解剖

"小伙子，我这胆囊能不切吗？"门诊上一个 60 岁左右的老太太凑近我以近乎恳求的声音说道。看着老太太的超声报告，虽然她年龄不算大，但报告显示她的胆囊已经完全萎缩，胆囊壁厚且充满了结石。此时胆囊切除已经成了她唯一的治疗方式。"我听说切了胆囊以后啊，吃饭就没味道，没有胃口了！"这句话却让我倍感尴尬起来。做了 20 年的肝胆胰外科医生，从住院医生到主任医师，这句传言仿佛亘古不变。对于每一位肝胆外科同行，这句话的杀伤力依旧不减当年，因为你不得不重复解释胆道的功能。

"胆道系统就像一棵大树一样，分为树干和树梢，树干部分就是位于肝外的胆管，树梢部分就是位于肝内的胆管。肝外部分像大树的树干，包括了左肝管、右肝管、肝总管、胆囊、胆囊管和胆总管部分。肝内部分就像大树的叉丫子，由肝内部分的左、右肝管逐步分叉成肝叶胆管、肝段胆管、小叶间胆管、毛细胆管等。这些管道与肝内胆管一起，将肝脏分泌的胆汁输送到十二指肠腔帮助我们消化食物，尤其是脂质食物。"我边说边在纸上画出了示意图给老太太讲解。

"我们对食物的感知来自我们的舌头，也就是人们说的酸、甜、苦、辣的味道。而胃口是由我们对食物的兴趣决定的，想吃就有胃口，这个可以由大脑刺激决定，可以由胃肠道活动决定，可以由肝脏功能决定，也可以由我们全身的状况决定，但绝对不会由胆囊决定，绝对不会！"

"因为这是由胆囊的基本功能决定的。我们的胆囊有 40~60ml 的容积，是一个主要起贮存和浓缩胆汁作用的囊状器官。胆囊与肝脏实质紧密相连，所以叫作'肝胆相照'，胆囊底的体表投影就位于右上腹肋弓下，所以您以往胆囊发炎的时候，这个地方总有疼痛的感觉。胆囊体是胆囊的主体部分，与胆囊底之间无明显界限。胆囊体逐渐变细成为胆囊壶腹和胆囊颈，就像一个倒放的茄子。到胆囊颈延伸成狭细的胆囊管，直径只有 2~4mm。胆囊壶腹的肌肉可以帮助我们控制胆汁的流入和流出。在我们不吃饭的时候，壶腹括约肌收缩而胆囊舒张，因而肝脏分泌的胆汁经由胆囊管流入胆囊内储存起来，所以胆囊被称为'胆汁临时仓库'。同时，胆汁通过胆囊储存，还可以起到缓冲胆道内压力的作用。而胆囊内黏膜有很强的吸收水分和电解质的作用，能够将储存起来的胆汁再进行浓缩。肝脏每天分泌大约 1000ml 的胆汁，大部分经过胆囊浓缩后储存在胆囊内，24h 内胆囊能接纳大约 500ml 的胆汁，其他部分其实还是正常进入我们的肠道里了。当我们吃饭的时候，我们的身体就会发出信号，通知胆囊进行排放，这时胆囊壶腹括约肌就开始舒张，就像开闸放水一样，胆囊内胆汁通过胆囊收缩就排到十二指肠帮助我们消化食物。"

"肝脏胆汁的分泌是持续的，而胆汁的排放随着我们进食三餐而间断进行，这一过程可通过胆囊平滑肌收缩和括约肌松弛来实现。当没有胆囊或者胆囊功能欠缺的时候，胆总管与主胰管在肠壁内也汇合成壶腹部，末端通常开口于十二指肠乳头成为最终胆汁流出的通道。这个地方周围也有一圈括约肌包绕，可以控制和调节胆总管的开放，还可以防止十二指肠内容物反流入相对比较干净的胆道。这些同样受体内各种控制器，也就是神经系统和体液（胃肠道激素、代谢产物、药物等）的调节。每次排胆汁的时间长短与食物的种类和量都有关系。胆囊被摘除后，胆总管下段的壶腹部括约肌很快就会接到通知，也就很快会接替胆囊的一部分储存浓缩功能，胆汁仍然是间断地释放入肠道帮助我们，小肠内的消化和吸收并没有受到明显影响。因此，没有了胆囊以后，仍然有管控胆汁排放'机构'的！"

"您的这个胆囊由于长期炎症已经出现了故障，不能够保障我们的饮食要求啦，而且现在完全萎缩到没有功能了。这种胆囊已经成为机体的累赘和定时炸弹，炎症的积累极大可能会导致癌变。而胆囊癌目前恶性程度极高，治疗手段却很少且效果很差。所以我们建议您一定把这个生病而且没有功能的胆囊切除！"老阿姨终于放心地办理了住院手续。

第二章

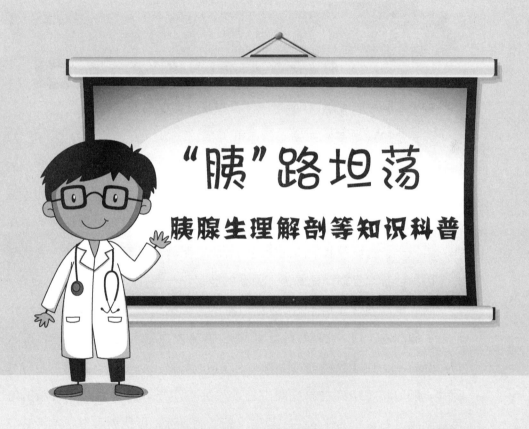

"胰"路坦荡

胰腺生理解剖等知识科普

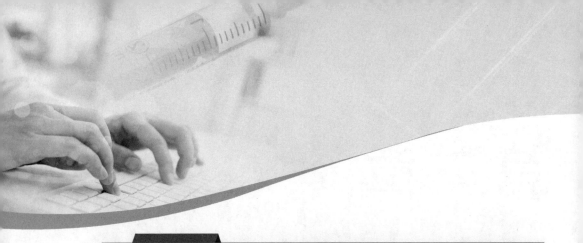

节庆将至，"胰"路护航

❖ **胰腺生理**

随着各种节日来临，"吃"这一永恒的话题逐渐活跃起来。

无论是珍珠奶茶、方便面，还是火锅、米饭、大盘鸡，川菜、粤菜、淮扬菜……当原味新鲜的食材经过能工巧匠的中国厨师之手，踏遍我们的味蕾，悄悄地从我们的食管滑过，进入我们的胃腔，这时候我们身体里强大的"消化工厂"就进入了深入的加工过程。你知道有哪些消化器官参与吗？胃、十二指肠及我们前面介绍的肝脏、胆囊。其实，我们往往会忽略一个因为位置深且默默无闻但却重要的器官——胰腺。

胰腺是与消化道相连的仅次于肝脏的人体第二大消化腺，头部位于上腹部，斜向左上方横跨第 $1\sim2$ 腰椎和腹部大血管腹腔干的前方，成人 $17\sim20cm$ 长。由于胰腺前方受胃、十二指肠和横结肠等含气脏器的阻隔和遮挡，所以胰腺疾病在早期腹部表现往往不明显，这也增加了诊断的难度。胰腺参与食物消化的是一种无色无臭的液体，被称为胰液，每天分泌 $750\sim1500ml$。食材的性状、气味及对口腔、食管、胃和小肠的刺激都可以引起胰液分泌。胰液的主要成分包括各种消化酶、水分和碳酸氢盐，如胰蛋白酶、胰凝乳蛋白酶、弹性蛋白酶、胰淀粉酶、胰脂肪酶、胰磷脂酶、胶原酶、核糖核酸酶、脱氧核糖核酸酶等一系列繁多不易记忆的名字。这些酶的主要作用是帮助我们消化吃掉的食物，将在胃中经过酸化处理的食物中的糖、脂肪和蛋白质三类营养物质给分解了。不要被这么多名词吓到，因为胰液中的消化酶，正常生理状态下都是以酶原形式存储在细胞内的，只有受到调控被释放到十二指肠腔内再被肠道内的激酶激活才能发挥作用。而在非消化期间，我们的胰液几乎不分泌，所以平时大可不必担心胰腺把自己消化掉了。临床和实验都证实，当胰液出现分泌障碍时，即使其他消化液分泌都正常，食物中的脂肪和蛋白质仍不能完全被消化和吸收，而糖的消化和吸收不受影响。经过胃酸消化的酸性食糜进入小肠后就开始刺激一种可以促进胰液分泌的物质的产生，它就是促胰液素。促胰液素使胰液的分泌量大大增加，但酶的含量很低。大量分泌的碱性碳酸氢盐成分可以迅速中和进入十二指肠的酸性内容物，同时使进入十二指肠的胃消化酶的活性丧失，以避免损伤十二指肠黏膜。大量分泌的碳酸氢盐为胰腺分泌的消化酶提供合适的酸碱激活环境。当进食的大量高脂食物进入小肠后，会给小肠黏膜一个信号，让小肠黏膜分泌另外一种促进胰腺分泌的物质——缩胆囊素（胆囊收缩素），胆囊收缩使储存的胆汁排泄，同时促进胰腺的胰酶一起分泌排到十二指肠。当胆汁跟胰酶在十二指肠内混合后，奇妙的化学变化就发生了，高油、高脂的食物在胆汁和胰酶的共同作用下很快被身体消化吸收，效率非常高。正是有了胰腺们的保护，在"狂吃、狂吃"的节日里，我们才可以尽情享受食材的美味和乐趣！

糖尿病竟然也和胰腺这个消化器官戚戚相关？

❖胰腺生理、病理

糖尿病，过去我们只是把它跟与诺贝尔医学奖失之交臂的我国在世界上首次人工合成的胰岛素联系在一起，称它为"富贵病"，现如今却离我们越来越近。在过去的 30 多年，我国经济高速发展，随之而来的是人们生活方式的改变，越来越多的人养成了久坐和高能量、高脂肪的饮食生活习惯，这种变化直接导致了糖尿病人群的增加。最新的调查显示，在我国大陆地区成年人群中，总体、自我上报和新诊断糖尿病的患病率分别达到 12.8%、6.0% 和 6.8%。另外，还有约一半的患者并不知道自己罹患糖尿病。据此估计，大陆地区糖尿病人群约为 1.298 亿（男性约 7040 万、女性约 5940 万）。这是多么可怕的数据啊！

在糖尿病患者中，有很大一部分患者在注射胰岛素，人工合成的胰岛素是我国科学家首次合成成功。我们人体从什么器官来生产胰岛素呢？那就又不得不回到我们的第二大消化腺——胰腺。

前面我们提到胰腺具有强大的消化功能，帮助我们消化分解三大营养物质，尤其是参与蛋白质和脂肪的代谢分解，帮助我们处理高油、高脂食物。此外，胰腺在帮助我们消化的同时，还通过分泌胰岛素等激素调节着我们的血糖。胰腺的体积虽然很小，却具有强大的内分泌功能，只有在平时的生活中做好相关的调节工作，才能维持胰腺内分泌功能的稳态。在胰腺内分泌功能紊乱时，就可能诱发糖尿病。患糖尿病后，血糖会升高，危害身体健康。

胰腺的内分泌功能由胰岛分泌的激素完成，这些激素对人体的新陈代谢和生长发育起到重要的调节功能，最出名的就是胰高血糖素、胰岛素和生长抑素了。

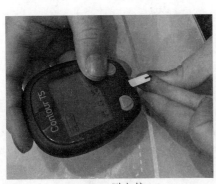
■ 测血糖

胰高血糖素由胰岛 A 细胞分泌，它的作用主要是升高血糖，通过促使糖原分解、糖异生（人体一旦不能获取食物，肝糖原分解也不能维持血糖时，就需要依靠其他的物质转化为葡萄糖，保证心、脑等重要器官的需要，而糖异生就是将体内非糖类物转化为葡萄糖的再生过程）、脂肪分解及酮体生成等提高血糖水平，是胰岛素的生理拮抗剂，也是调节机体内各种营养物质代谢平衡的重要激素之一。

大名鼎鼎的胰岛素由胰岛 B 细胞分泌，是人体内唯一可降低血糖水平的激素，也是唯一同时促进糖原、脂肪、蛋白质合成的激素。它通过加速糖原生成，促使糖和脂肪的储存，促使蛋白质的合成，维持正常的代谢和生长发育。它既能促进组织细胞对葡萄糖的摄取和利用，促进糖原合成，抑制糖异生，使血糖降低；又能促进脂肪酸合成和脂肪贮存，减少脂肪的分解；还能促进氨基酸进入细胞，促进蛋白质合成的各个环节以增加蛋白质合成。归纳起来，胰岛素就是帮助促进储能形式的合成代谢。胰岛素能促进全身组织细胞对葡萄糖的摄取和利用，并抑制糖原的分解和糖异生，因此，胰岛素有降低血糖的作用。胰岛素分泌过多时，血糖迅速下降，脑组织受影响最大，可出现惊厥、昏迷，甚至休克。相反，胰岛素分泌不足或胰岛素受体缺乏就会导致血糖升高。超过肾糖阈❶时，糖从尿中排出，引起尿糖增高。同时，由于血液中长期含有过量的葡萄糖，将导致高血压、冠心病和视网膜等微血管病变。

胰岛素能促进脂肪的合成与贮存，使血中游离脂肪酸减少，同时抑制脂肪的分解氧化。胰岛素缺乏可造成脂肪代谢紊乱，脂肪贮存减少，分解加快，血脂升高，久而久之就会引起动脉硬化，进而导致心脑血管的严重病患。与此同时，胰岛素缺乏会导致机体脂肪分解加强，生成大量酮体，出现酮症酸中毒。

对于生长来说，胰岛素也是不可缺少的激素之一。人们吃进去的碳水化合物在胰岛素的作用下转化为糖原储存在肝脏和肌肉中，过量以后就以脂肪的形式存储起来。所以很多肥胖患者最为疑惑的问题就是为什么"只

---

❶　肾糖阈是血糖浓度不能超过 8.9~10mm/L，如超过就会出现尿糖现象。

吃饭都长肉"，其实即使吃得很清淡，没有什么"油水"，米、面等碳水化合物吃多了，在胰岛素作用下人体内转化储存的脂肪还是会随之增加的！

　　众所周知，糖尿病对人体的伤害很大，需要严格控制血糖，但事实上人体血糖太低，就像汽车没了油，伤害会更大。所以胰岛素和胰高血糖素在机体内互相拮抗，使我们人体就像一台非常精密的机器在不断地运行和自我调节，始终达到稳态。相较胰岛素通过促进对葡萄糖的摄取和利用，抑制糖原的分解和糖异生来降低血糖，胰高血糖素则通过促进糖原分解和糖异生，来维持血糖的稳定，特别是维持空腹血糖的稳定。身体健康的人头天晚上吃过饭，到第二天早上已空腹 10h 以上，血糖仍不低，就是胰高血糖素的功劳。胰高血糖素除了具有很强的促进糖原分解和糖异生作用使血糖升高，还可以激活脂肪酶，促进脂肪分解，同时又能加强脂肪酸氧化，使酮体生成增多。如果上午空腹去做检查，等到中午才做上，尿检结果中就会出现少量的酮体，而尿糖值却是正常的。这是因为饿得时间太长了，脂肪就会在胰高血糖素作用下被动员以维持血糖稳定。出现这种情况，千万不要认为是血糖升高而胰岛素缺乏产生的糖尿病酮症。胰高血糖素在饥饿的状态下或者空腹状态下，分泌会增加，会使血糖进一步升高以维持一个正常的血糖状态，跟胰岛素成一个抵抗的作用。但这种抵抗作用在机体内是一个比较协调的状态，使血糖无论是进食还是饥饿状态下，都能保持在一个比较平稳的范围，防止血糖过于剧烈波动。

　　生长抑素由胰腺 D 细胞分泌，顾名思义，主要对身体内多种激素有抑制、调节和控制的作用，分泌后通过血液运输对胰岛及远处的器官起调节作用。它除了可以抑制生长激素，也可以抑制促甲状腺激素、胰岛素、胰高血糖素等其他激素分泌，还可以抑制胃酸分泌并抑制胃蛋白酶、胃泌素的释放。另外，它还可以显著减少内脏血流，降低门静脉压力，降低侧支循环的血流和压力，减少肝脏血流量。临床上，生长抑素一般较多应用于食管静脉出血、消化道溃疡等。同时，它还可以通过抑制胃泌素和胃蛋白的释放，减少胰液的内外分泌，影响胃肠内营养物质的吸收，所以它也是急性胰腺炎等肝胆胰疾病和一些胃肠道疾病的辅助用药。

默默无闻，也要"胰"路坦荡

❖ 胰腺解剖

"最近我这腰疼得厉害，特别是到半夜，都得趴着蜷起来才能好一些！"我看到患者有明显消瘦憔悴的身形和因睡眠不足的黑眼圈，患者自述因工作原因常喝酒，自己的身材属于"大腹便便"型，但大概 2 年前明显消瘦，有 2 个多月出现夜尿增多而且体重明显下降的状况。我的职业敏感性猛然提升，果然一查空腹血糖直接飙到 20mmol/L，果断介绍他到内分泌科治疗。很快血糖得以控制，但 CT 检查出来后内分泌科医生很快又跟我联系了，原来患者的胰腺明显萎缩而且主胰管里面充满了结石。让我们先来了解一下胰腺的大体解剖情况吧。

胰腺从右向左可划分为胰头、颈、体、尾 4 个部分，但各部分之间没有明显的解剖界限。胰头是胰腺最右端膨大的部分，被 C 形的十二指肠包绕，后面有胆总管穿过，下部半绕经肠系膜上静脉后方向左突出至肠系膜上动脉右侧，临床称之为钩突。由于钩突与胰头和胰颈之间夹有门静脉起始部和肠系膜上动、静脉，所以在胰头肿大的时候，可以直接压迫门静脉起始部，影响肝脏的血液回流，很容易出现腹水、脾大等症状。在胰头右后方与十二指肠降部之间有胆总管经过，有时胆总管可部分或全部被胰头组织包埋。当胰头肿大压迫胆总管时，会影响胆汁排出，发生临床常见的梗阻性黄疸。胰颈是位于胰头与胰体之间的狭窄扁薄部分，长约 2cm。胰颈的前上方邻接胃幽门，其后面有肠系膜上静脉和门静脉起始部通过。胰体位于胰颈和胰尾之间，占胰腺的大部分，略呈三棱柱形，其后紧贴腰椎椎体，上腹部受外力冲击时（如在车祸中方向盘压伤最常见，容易被忽视）极易被挤压而致伤。胰体的前面隔网膜囊与胃后壁相邻，故胃后壁癌肿或溃疡穿孔常与胰体粘连。胰尾较细，是胰腺最左端的部分，在脾门下方与脾的脏面相接触。整个胰腺只有胰尾部分包有腹膜，此点可作为与胰体分界的标志。胰腺后方由于没有腹膜结构保护直接与下腔静脉、腹主动脉、左肾静脉和肾脏尤其是腹膜后神经丛关系密切，胰腺又是受交感神经和副交感神经双重支配，支配胰腺的交感神经是疼痛的主要通路，所以很多胰腺疾病常常引起腰痛等比较隐匿的症状。

胰腺分泌的胰液主要通过胰管进入十二指肠发挥生理作用。胰管位于胰腺实质内，大多数人只有一条直径 $2 \sim 3\text{mm}$ 的主胰管，起自胰尾，横贯胰腺全长，并收纳沿途小导管分泌的胰液，将它们排入十二指肠发挥作用。主胰管在胰腺实质中的位置多恒定，偏背侧，其走形与胰的长轴一致，在胰体大多走行于前上部或中心处，在胰颈处以居中心者居多，在胰头处大多穿行于后下部的实质里。约 85% 的主胰管最终会与胆总管汇合形成"共同通道"，该通道由于轻度膨大被称 Vater 壶腹。壶腹周围有 Oddi 括约肌[1]包绕，末端通常开口于十二指肠乳头。Oddi 括约肌主要包括胆管括约肌、胰管括约肌和壶腹括约肌，它是具有控制和调节胆总管和胰管的开放、防止十二指肠内容物反流的主要"阀门型"通道开关。很多消化内科内镜下的治疗需要切开乳头部括约肌才能进行。也有少部分人虽有共同开口，但两者之间有分隔。少数人的两者分别开口于十二指肠，而这种共同通道是胰腺和胆道疾病互相关联的解剖学基础。比如说，当胆管内结石向下移动时，可阻塞胆总管末端，即胆胰壶腹部。此时，胆汁可经共同通道反流进胰管，损伤胰腺，引起胰腺组织水肿坏死，发生胰腺炎。当发生胰头肿瘤时，常因肿瘤压迫胆胰壶腹导致胆汁无法排入十二指肠腔，在引

---

❶ 编辑注：胆总管和胰管末端及壶腹部周围各有环形括约肌包绕，统称为 oddi 括约肌。

起梗阻性黄疸时才被发现。

上述患者的主胰管里基本充满由胰液蛋白质形成的结石，直接导致主胰管梗阻，胰腺引流不畅，自然导致胰腺细胞功能下降和胰腺形态的萎缩。首先表现的就是胰岛细胞功能下降，多数情况下会以糖尿病为首先表现。其实大概一年前我就向患者给出外科干预的建议了，因为主胰管引流不畅是最主要的致病原因，当时如果他听我的也许还能保留部分胰岛功能，不至于胰岛素的注射剂量越来越大。但毕竟患者年龄不大，而且症状不明显，所以我给出的第二选择就是采取胰管镜下引流。哪知患者自以为血糖控制好就可以了，没有听医生的劝告，甚至继续喝酒应酬不断，所以再来复查就出现了开头的一幕。

CT、磁共振一检查，果不其然，胰腺萎缩比去年还明显，整个胰腺基本只能看见扩张且充满结石的主胰管了。而且目前慢性胰腺炎导致腹腔神经丛受影响，严重的腰痛导致患者已经至少一周没有很好地睡觉了。情况紧急，所以很快安排手术。切开扩张的主胰管，取干净里面的乳白色结石，然后把切开的主胰管跟一段小肠做了一个大大的吻合口，这样引流通畅了，术后患者终于安安稳稳睡了个好觉。

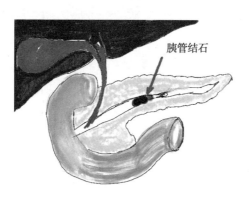

胰管结石

■ 胰管结石示意图

第三章

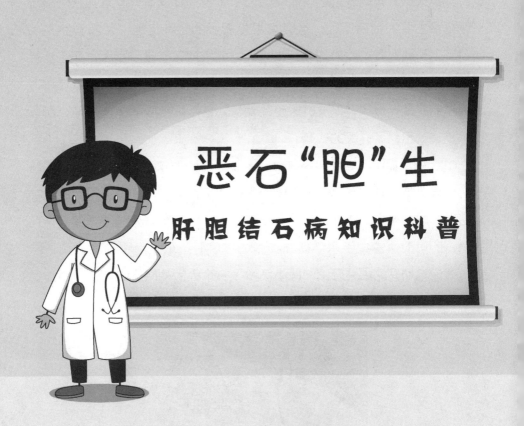

恶石"胆"生

肝胆结石病知识科普

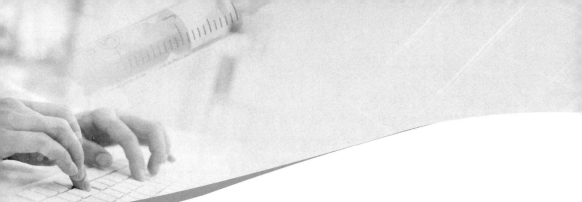

胆囊结石的发生，原来还是内因作祟！

❖胆囊结石成因

"医生，我现在是鸡蛋不吃、肉类不吃、豆腐也不吃，怎么这胆囊结石还增大了呢？"这也是肝胆门诊最常见的问题之一了。大家总是认为吃的食物影响了胆囊结石的发生和发展，其实胆囊结石的形成更多

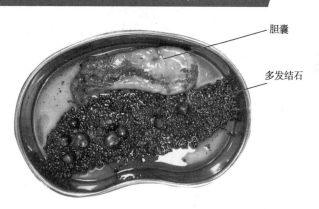

胆囊

多发结石

■ 胆囊结石

与胆囊内胆汁中促成核因子和抑成核因子❶之间的平衡改变有关。

胆囊结石是沉积在胆囊内的结晶，患病率为 5% ~ 25%，西方人群、女性和老年人群患病率较高。近年通过显微镜分析结石的结构和成分，分类逐渐增多。根据结石的组成成分，较多见的为胆固醇结石、胆色素结石、钙质结石和混合型结石。

促使胆囊结石形成的原因有很多，目前还没有充足的证据证明外在饮

---

❶ 编辑注：正常情况下胆囊是不会形成结石的，因为胆汁中有一定比例的胆盐、卵磷脂使胆固醇保持溶解状态而不析出。要形成结石必须有一定的成石条件，即胆囊胆汁中抑成核因子减少，促成核因子增加，在增加的促成核因子作用下胆固醇析出形成结石。

食会产生影响。但内部因素还是有据可循的，其中包括胆汁中胆固醇过量、胆汁酸盐水平过低、胆囊运动减少等。胆囊的胆汁中溶解的物质包括能帮助脂肪消化和吸收的胆汁酸，与消化无关的肝的排泄物胆红素，还含有磷脂、胆固醇、钠、钾、钙、磷酸盐和碳酸盐等，以及少量蛋白质等。正常情况下，各种成分融洽相处，呈现完全溶解状态，但任何一种成分失衡都会引起结石状态的发展。

胆固醇结石主要是胆汁成分异常，由胆固醇沉积析出经聚合形成。危险因素包括年龄、女性、妊娠、大量服用雌激素、肥胖、高甘油三酯水平、低高密度脂蛋白水平、遗传、体重骤降、高能量饮食、精制碳水化合物饮食、缺乏运动、克罗恩病❶及胆囊收缩障碍（如胃切除术后或迷走神经切除术后）、肝硬化等，都易导致胆固醇结石。随着年龄的增长，胆囊结石的发病率逐渐增加，这是由于随着年龄增长胆汁酸池逐渐萎缩，胆囊收缩功能逐渐减弱。胆囊结石患者中女性占 70%，且妊娠次数越多，发病率越高。女性发病率高可能与雌激素有关，雌激素有降低胆汁分泌量、增加胆固醇分泌、降低胆汁酸和磷脂分泌的功能，导致胆汁胆固醇饱和度增高。在绝经后使用雌激素治疗的人群中，胆囊结石发病率增多也与这个原因相关。而孕期女性由于逐步增大的子宫推挤使胆囊位置呈横位改变，同时雌、孕激素变化，导致发病率也明显增高。肥胖程度也与结石发病率呈正相关，肥胖者胆囊结石的发病率比正常人高 5 倍，年轻肥胖者尤其明显。20~30 岁的肥胖女性胆囊结石发生率比正常体重的同龄人高 6 倍，60 岁以上的肥胖女性中大约有 40% 出现胆囊结石。这是因为肥胖者肝脏胆固醇合成增加，直接导致胆汁中胆固醇过饱和。高精制的碳水化合物和动物脂肪摄取过多，也将通过增加胆汁胆固醇饱和度而导致胆囊结石。饮食中食物纤维和植物脂肪摄取减少也都具有致石性。经常不吃早餐会使胆汁酸

---

❶ 编辑注：克罗恩病是一种病因不明的消化道慢性炎性肉芽肿性疾病。

含量减少，胆汁浓缩，有利于结石形成。一些外科手术如胃切除手术、迷走神经选择性切断术、远段回肠切除术等，以及术后较长时间的胃肠外营养也会引起胆汁成分和胆囊收缩的异常，都容易诱发胆囊结石形成。此外，还有一些内科性疾病，如高脂血症、糖尿病、肝硬化等，也都是胆囊结石的易患因素。而胆道系统感染则是形成胆色素结石的重要原因，溶血也是胆色素结石的主要危险因素之一。

即使胆囊结石与饮食有关，也都是内在消化机制紊乱引起的。与胆囊结石相关的某些危险因素如肥胖、体重骤降、高能量饮食、精制碳水化合物饮食、缺乏运动、食物纤维和植物脂肪摄取减少等，可以通过改变饮食习惯和生活方式来避免。但是目前也没有有效证据证实改变生活方式可以降低胆囊结石的发生率，不过却可以减少很多其他内科疾病如高血压、糖尿病、痛风、高血脂等的发生，何乐而不为呢？

我的胆囊结石从来没疼过，需要处理吗？

❖胆囊结石处理

随着生活水平的不断提高，人们追求自我健康的需求越来越迫切。同时，随着医保的更加健全，医疗设备特别是超声设备的普及化，单纯通过体检就发现胆囊结石的门诊就诊人群也越来越多。然而不同的医生给出的不同的治疗方案给患者带来了更大的困扰。

实际上，在体检超声发现胆囊结石的人群中，很大一部分是没有症状

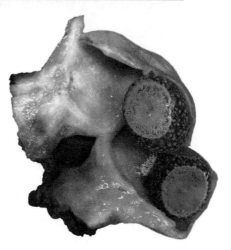

■ 胆囊结石（多发大结石）

的，我们把这种情况称为"无症状胆囊结石"。一旦查出无症状胆囊结石，尤其是一些较大的结石，不少医生会建议立即手术切除，忽视了胆囊参与消化和分泌免疫球蛋白这些重要功能。作为肝胆专科医生，对于无症状胆囊结石患者建议每隔 3~6 个月去医院做一次 B 超检查，观察胆囊及结石的变化。区别无症状和有症状的胆囊结石有时确实很困难，因为症状有时很轻，每个人对疼痛的敏感程度又不一样。如果仅仅是出现右上腹隐痛不适或进食油腻或煎炸食物后轻度恶心、腹胀、大便伴泡沫和腐臭味等情况，尤其是一些上腹轻度疼痛经过进食可以缓解的情况，应该首先到消化内科排除一些胃肠道基础疾病，或者到外科门诊排除肋间神经痛疾病。另外，目前没有证据表明通过改变生活方式如减少脂肪摄入量、增大运动量能降低或防止症状的产生，所以没有必要对无症状胆囊结石患者的行为、饮食做特殊的限制。

正是出于尽可能保留胆囊正常功能及避免手术干预后产生并发症等多种因素考虑，目前不推荐对无症状胆囊结石（不论是胆固醇结石、胆色素结石、钙质结石还是混合结石）采取任何治疗方式，除非胆囊充满结石甚至瓷化（一种胆囊完全萎缩、囊壁增厚的状态），尤其对无症状胆囊结石患者不建议立即手术切除或者保胆取石。

胆囊结石，一切了之？

❖胆囊结石处理方法

"切胆囊啊？能保留吗？能保胆取石吗？"对于门诊相当一部分就诊的患者，肝胆外科医生不得不经历一番苦口婆心的说服过程。

前面已经阐述过，对于无症状的胆囊结石，完全可以采取定期随诊的方法来保留胆囊的基本功能。对于有明显症状表现，如上腹部饱胀不适、隐痛，尤其在进食油腻后加重，甚至是明显有胆绞痛发作的（右上腹疼痛持续半小时以上），如果超声提示胆囊壁增厚而胆囊呈泥沙样，目前推荐口服熊去氧胆酸等内科保守治疗为首选方案。这种疼痛常常放射到右肩背部或肩胛部，多在发作时伴有恶心、呕吐等不适的症状，若无反复发作的症状，谨慎地随诊观察也是可以的，但谁也不能预测哪些患者会反复发作，更无法预测哪些患者会出现胆囊结石滑入胆总管引起急性胆管炎或者急性胰腺炎等严重并发症。

实际上熊去氧胆酸等药物口服治疗泥沙样结石的效果也仅为 30% 左右，更不要说对于较大的胆固醇结石或者钙质结石的作用了。目前，有证据证实胆囊结石患胆囊癌的风险是无胆囊结石人群的 13.7 倍，胆囊结石直径和数目与胆囊癌发生呈正相关，胆固醇和混合胆固醇类胆囊结石危险度更高。所以对于有明显症状且反复发作，尤其胆绞痛发作合并慢性胆囊炎的胆囊结石患者，建议行腹腔镜胆囊切除术治疗。而如果是出现胆囊炎的急性发作，尤其是胆囊结石嵌顿于胆囊颈管导致胆囊梗阻时，超声往往提示胆囊壁增厚（大于 4mm）、胆囊肿大（长径大于 8cm，短径大于 4cm）或胆囊周围积液，就需要急诊行腹腔镜胆囊切除术了。当然，如果患者高龄或者合并严重心肺疾病，为了避免全身麻醉的风险，我们往往采取局部麻醉并在急诊超声引导下行经皮经肝胆囊穿刺置管引流术（PTGD），这也是一种权宜之策。

话又说回来，随着胆囊切除问题而来的就是肝胆外科不能回避的话题——保胆取石。一种技术的开展一定要以患者最大获益为终极目的。随着微创器械的发展，严格适应证的保胆取石对于症状不重、胆囊结石数目不多，超声提示胆囊壁轻度增厚小于 3mm，而胆囊收缩功能基本正常的年轻患者，确实是一种能够保留胆囊功能的选择，但一定要严格地评估胆囊的收缩功能。检查的前一日晚餐后禁食，空腹常规扫查胆囊、肝内外胆管情况，记录胆囊的长径、横径、宽径及胆囊内结石的部位、形态，最大结石的径线、个数、回声强度，后方是否伴声影、是否随体位改变移动，胆汁的透声程度等。进食脂餐（口服 2 个油煎鸡蛋）后 45～60min，由同一位医生在同样的体位和测点测量胆囊的 3 个径线并记录，取其均值，运用公式计算胆囊的收缩功能（用胆囊排空指数表示）。只有胆囊收缩功能正常的胆囊才具有保留的价值。

决不能枉切一个胆囊，但也决不能保留任何一个具有慢性炎症的病态胆囊，这是一个肝胆外科医生的行医准则！

切除胆囊以后胆管会易发结石吗?

❖胆囊结石术后忧虑问题

"听说切了胆囊以后胆管就容易得结石了！"在门诊总是会有患者提出这种问题。

胆囊切除以后是不是更容易在胆管内形成结石呢？如果单纯按照简单模型的流体力学原理，胆囊切除以后，其对胆管内的流体压力失去缓冲的作用，导致胆总管内压力增高，引起胆总管代偿性扩张，使胆总管内的胆汁流速变慢，从而容易发生湍流或涡流，理论上是容易继发胆总管结石的。实际上，每年全世界有数百万例胆囊切除病例，长期的临床观察并未发现胆囊切除后患者胆管结石出现增加的现象。

这又是怎么回事呢？还得从前文介绍的胆囊和胆管关系及功能说起。胆汁自肝细胞分泌流经肝内胆管汇合成肝总管后，经肝外胆管进入十二指肠帮助消化食物。胆囊与胆总管相通，主要作用是储存胆汁、分泌少量黏液和免疫球蛋白。其中，胆囊颈管汇入胆总管处形成螺旋型下水道样瓣膜结构。在该处，胆囊颈管的括约肌通过定时舒张和收缩来协调胆汁在整个胆道系统内排泄，并可以像船闸一样避免胆总管内胆汁的逆流。正是这么巧妙的结构基本使胆囊内环境独立于胆总管内胆汁环境而存在。在这种环境下，如果出现胆囊内胆汁成分异常，胆固醇沉积聚合就形成了结石。此外，胆囊内结石以胆固醇性结石为主，而胆总管内胆汁受这些危险因素影响较小，只有在一些溶血、药物、感染等成石核心因素存在的情况下才容易形成胆色素性结石，所以胆囊切除与胆管结石的形成并没有必然的直接关系。

另外，除了胆囊颈管的括约肌控制阀门外，胆总管下端开口也受到Oddis 括约肌的精确调节控制，它在胆管与肠道衔接的部位，可根据需求自主改变收缩状态。一旦胆囊病变丧失功能或者手术切除了胆囊，我们的胆道就会建立代偿机制，通过控制 Oddis 括约肌来达到控制胆汁流动的目的，并逐步通过胆管代偿扩张来替代胆囊的部分储存功能。只有在有炎症、感染或者手术破坏了 Oddis 括约肌功能后，才可能引发胆管代偿功能异常，胆汁排泄的协调机制完全被破坏从而导致胆管结石。而单纯的胆囊切除手术引发胆管结石的风险不会超过 10%。

之所以有患者认为胆囊切除后容易出现胆管结石，是因为有些患者同时合并有胆囊结石和胆管结石，胆囊即使不切除，胆管也会"长"结石。另外，有些患者胆囊管存在变异，导致残留胆囊管过长，这种胆囊管也可以再生结石。胆囊手术虽然做了，但胆囊以外的胆管，包括肝内胆管、肝外胆管，可以再生结石，或本身就有结石，需要引起注意。这种结石一般为胆色素性结石，与单纯的胆囊内胆固醇性结石有所不同，其与患者的饮食习惯和遗传因素有一定关系。它的复发不可预测，要注意平时饮食。

虽然胆囊切除后出现胆管结石的概率很低，但在胆囊切除后如果身体不适，一定要尽快就医，在医生的指导下进行治疗，不要拖延，以免耽误病情。

无"胆"英雄需要注意哪些?

❖胆囊切除术后注意事项

每年都会有很多无"胆"英雄产生，面对更多的胆囊切除患者，虽然大多数人经过胆囊切除治疗术前胆囊疼痛等不适感觉已完全缓解，也没有任何术后不适症状，但仍有部分患者在胆囊切除术后会出现一些轻度不适。要避免这些不适症状，通过调整饮食结构大都能有效解决，必要时需要通过一些药物来辅助调节。

实际上，出现明显不适症状的患者多数因为术前胆囊有一定的正常功能，胆囊切除后胆汁在胆囊内的储存浓缩功能突然中断，胆道内压力及胆汁浓度都面临断崖式的改变。进食后，因缺乏足够浓度的胆汁易造成脂肪的消化吸收障碍。胆囊切除后，胆汁不能被浓缩贮存，大量胆盐持续不断地进入结肠后促进肠蠕动，容易直接导致大便次数增加或者稀便，严重时出现明显腹泻症状。同时，在胆囊切除后，进入十二指肠的没有经过浓缩的胆汁突然明显增多，胆囊与胃幽门迷走神经反射来不及调整，也就容易出现幽门闭缩功能失调，导致胆汁淤积在十二指肠等部位，甚至过多的淤滞胆汁向胃内反流，影响胃黏膜屏障和诱发胃运动不正常。这部分患者容易出现中上腹持续性烧灼痛，服用抑酸类药物后也不能立即缓解，极少数患者还表现为胸骨后疼痛，或胃部不消化感觉，甚至呕吐胆汁样宿食。胆汁反流相较腹胀、腹泻症状明显少见，持续时间相对更短。

慢慢地随着胆管下端括约肌根据身体状态加强精准收缩调节，胆管将逐步适应和发挥部分胆囊的作用，轻度扩张以暂时储存胆汁，使基础分泌的胆汁不直接入消化道，减轻其对肠道的刺激。同时，在进食后，调整控制胆汁进入消化道的流速，可促进消化，帮助增加消化功能来减轻脂肪泻，所以胆囊切除术后排便次数增多的患者大多都可在 3 个月后缓解。

当然，胆囊切除术后内在调整悄无声息，也需要我们从外在因素给予调节，使机体能够快速调整到正常状态。一是在术后早期饮食上加以干预，尽量减少脂肪及胆固醇的摄入，严格限制鱼汤、肉汤、油炸食品、动物内脏、肥肉、蛋黄等高胆固醇的食物。可适当进食富含高蛋白、膳食纤维、维生素的食物，如瘦肉、水产品、豆制品、水果蔬菜等，以满足新陈代谢的需要。二是用餐方式以少食多餐为主，忌暴饮暴食，养成规律的饮食习惯。

通常情况下，只要术后加强健康知识普及，强化饮食调理，腹泻患者注重摄入低脂、高蛋白食物，并少摄入高热量食品，增加进餐次数，少食多餐，3 个月后待机体代偿机制初步形成后（以无腹泻、腹胀为准），便可提高脂肪比例，逐渐恢复普通饮食。但对于一些腹泻相对明显的患者，还可以口服肠道益生菌制剂及阿嗪米特治疗。

"无恶不作" 的胆总管结石

❖胆管结石及其危害

胆总管结石在现代影像 CT、核磁共振的法眼下已经无处遁形。随着抗感染药物、腹腔镜技术、胆道镜技术、液波碎石或激光碎石技术、十二指肠镜技术、超声经皮经肝胆道引流术（PTCD）等现代技术的飞速发展，内外科医师对于胆总管结石的诊治都已经

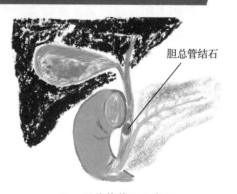

胆总管结石

■ 胆总管结石示意图

轻车熟路、驾驭于心。即使如此，胆总管结石所引起的并发症——急性胆管炎和急性胰腺炎在临床上仍是棘手的问题，尤其是一些重型急性梗阻化脓性胆管炎和急性重型胰腺炎仍可能成为危及生命的问题。随着老龄化社会的到来，临床上出现并发症的老年胆总管结石的患者，由于往往合并心肺功能不全等基础疾病，导致发生重型胰腺炎的死亡率为 3%～20%，重型梗阻化脓性胆管炎的死亡率高达 24%。

我们更能理解一百多年前夏洛特（Charcot）和雷诺兹（Reynolds）两位前辈在缺医少药的时代面对如此凶险的疾病时的无奈和用心。作为著名心理学家弗洛伊德的老师，夏洛特把急性胆道梗阻感染的症状归结为"三联征"，典型表现就是反复发作的上腹痛、寒战高热和黄疸。①上腹痛：为胆绞痛，呈持续性，疼痛部位多局限于剑突下和右上腹，常向右肩部放射，伴恶心、呕吐。②寒战高热：是胆结石阻塞胆总管并合并感染时的表现。由于胆道梗阻，胆管内压升高使胆道感染逆行扩散，致使细菌和毒素通过肝窦入肝静脉内引起菌血症或毒血症。③黄疸：间歇性黄疸是肝外胆管结石的特点，如梗阻性黄疸长期未得到解决，将会导致严重的肝功能损害。严重的还会出现休克、意识障碍等所谓 Reynolds "五联征"表现。

上腹部疼痛并放射至背部时，应怀疑并发急性胰腺炎，再加上全腹压痛、血尿淀粉酶升高、血脂肪酶升高及影像学支持如胰腺肿胀伴胰周渗出，有助于确诊。只有早期诊断、早期治疗才有可能把风险降到最低。而对于急性梗阻的胆总管结石，根据具体情况可以选择 PTCD 或者十二指肠镜下经乳头部切开取石，又或者直接腹腔镜下联合胆道镜取石，都可以达到解除梗阻、疏通胆道、引流感染胆汁的目的。

困惑的超声下胆管"结石"

❖区分胆管结石和肝内钙化灶，消除体检忧虑

"医生，我这入职体检发现肝内胆管结石怎么处理啊？"一位年轻的患者的超声报告结论是肝内胆管结石。但仔细看报告内容却是提示一个直径5mm的强回声光团伴声影，周围没有看到明显的肝脏萎缩或者扩张胆管，且体检报告中肝功能正常。再看看眼前的患者，身体强壮，胃口如牛，没有肝炎、肿瘤等家族病史。这基本可以判定是一个肝内钙化灶，超声报告里是完全没有必要下结论是肝内胆管结石给患者造成巨大的心理负担。

那什么是肝内钙化灶呢？肝内钙化灶实际上是在B超或CT上类似于结石样的强回声光点、光斑或光团，多为单个，大多数是在正常体检时偶然被发现。虽然谓之钙化，其实并不一定存在钙的成分。肝内单个或多个孤立无融合的钙化灶，一般无自觉症状和体征，而肝脏大小和形态也都没有异常，同时B超可见钙化灶走行于胆管腔外，且无周围肝内胆管的伴随扩张。这类肝内钙化多数与先天发育、营养不良、损伤或钙磷代谢紊乱等因素有关，对于健康丝毫没有妨碍，也不需要做特殊的检查治疗。为了慎重起见，可以每3~6个月复查一次超声，随访观察2~3年。

导致肝内钙化灶还有其他原因，如继发于肝炎后或是寄生虫感染、不典型肝脓肿、不典型的肝脏良恶性肿瘤及肝脏转移瘤等。其他原因导致的肝内钙化灶，一般存在本身疾病的端倪，从而需要进一步明确诊断并采取必要的治疗措施。

肝内慢性炎症的钙化灶相对比较大，往往存在伴发囊肿样改变及囊壁的钙化。肝脓肿必然存在脓肿感染的发展过程，且愈合后钙化灶仍位于原来脓腔的位置。肝脏寄生虫病也可能导致钙化灶，常见的肝包虫病多见于牧民中，肝血吸虫病多见于疫区的渔民中，平原地区相对少见。影像学下

肝寄生虫病的表现还与虫体囊泡相关，并非完全单纯钙化。

原发于肝脏的良性肿瘤以肝海绵状血管瘤钙化多见，分隔瘤体的纤维隔和小血管可发生钙化，一般都可以通过超声帮助明确。原发性肝癌钙化则罕见。肝内转移瘤钙化灶更是多见于直径大于 3cm 的病灶。

真正的肝内胆管结石后方伴声影的强回声团，往往多发并呈串珠样走行于肝内胆管内，同时伴有一定的近侧胆管狭窄和远侧胆管扩张。CT 可以清晰地显示局限性轻度胆管扩张和肝萎缩。

总之，体检发现的单发小的肝内钙化灶往往是先天或者肝脏某些病变稳定或愈合后的一种病理改变，形成后即长期稳定存在，就像皮肤的一个瘢痕一样，不会对身体造成不利影响，因此一般无须进一步诊疗，定期超声检查随访即可。但实际门诊超声在下肝内胆管结石结论时，需要慎重鉴别，让体检者来判断这么专业的事情，必然会带来不必要的心理和经济负担。

难煞无数英雄的肝内胆管结石

❖肝内胆管结石的分型、治疗方法、难度

近年来，在我国从普通外科入选的院士看，绝大多数都是肝胆外科出身，再看研究方向，除了肝肿瘤方向的就得数肝胆管结石病的了，由此可见肝胆管结石病诊疗之困难程度和研究的博大精深。顾名思义，肝内胆管结石病就是位于肝内胆管腔内的结石病，一般指始发于肝内胆管系统的结石，不包括胆囊排出并上移至肝内胆管的结石，也不包括继发于损伤性胆管狭窄、胆管囊肿等胆道疾病所致的肝胆管结石。肝胆管结石病多属于胆色素结石，早期往往病程隐匿，而到后期极易伴发肝内胆管炎症感染，病情危重且复杂。当结石分布广泛引起肝脏代偿萎缩增生甚至引起癌变时，

须采取多种治疗手段和方法，而且手术等治疗并发症较高，术后结石复发率及残留率高，因此复杂肝内胆管结石治疗较为困难，对于任何一位肝胆外科医生来说都是临床工作的重点和难点。

肝内胆管结石的形成主要与胆道慢性炎症、细菌感染、胆道蛔虫、胆汁淤滞、营养不良等因素有关。胆管内的慢性炎症是导致结石形成的重要因素，胆汁淤滞是结石形成的必要条件，而结石的存在又加重了肝内胆汁环境的紊乱，继发更多的结石。肝胆管炎性狭窄及胆管梗阻，肝脏本身受到影响导致胆管结石所在部分肝叶萎缩，随后各种严重并发症，如肝脓肿、胆道出血、胆汁性肝硬化、门静脉高压、肝内胆管癌，都会接踵而来。

多年前的一个患者就是因为肝内胆管结石发作继发急性肝胆管炎住的院。当时他和家人都没有意识到任何的危险性，只因为中午吃了点冷菜，下午出现上腹部轻度疼痛不适，用他的话讲也就心口的地方有点不舒服，估计是吃出来的问题，所以被家人带到急诊以后要求输点液就行。但在急诊时出现了一阵畏寒发热，最高达到 39℃，血压甚至一度出现下降。急诊室医生、护士立即予以处理，心电监测、吸氧、输液、抽血化验一气呵成，血常规及超敏 C 反应蛋白数值都很高，而这些指标都提示有严重的感染。CT 显示，患者的肝左叶已经萎缩并且胆管内充满了成串的结石。那么为什么他的肝功能却完全正常呢？实际上，这倒是符合患者肝内胆管结石伴急性肝胆管严重感染的病情，也就是炎症型的肝内胆管结石。这种炎症感染因为胆管狭窄后局限于萎缩扩张的远端肝胆管内，对正常功能的肝脏组织影响不大，所以肝功能反而没有异常表现。但一旦感染的细菌经过肝窦血管进入血液循环就会立马导致严重的循环改变，甚至很快出现感染性休克。

所以从临床表现看，肝内胆管结石大致可分为 3 种：静止型、胆管炎型和梗阻型，不同的类型有不同的表现。虽然静止型基本没有什么不适，其实如果仔细询问病史，总能找到蛛丝马迹。这位患者在住院后经仔细询问，得知他有近 20 年的"胃病"表现，也就是反复出现上腹隐痛不适，但由于盲目自信身体强壮，几乎从不到医院做任何检查，也从未做任何正规治疗，所以更无从知道自己存在胆管结石了。其中有一些静止型患者会出现上腹持续隐痛及胀痛，并可以牵涉肩背部。当长时间炎症刺激导致肝脏萎缩变形后，炎症近端胆管就很容易出现炎症性的狭窄。炎症局限在一段胆管内往往会发展为急性胆管炎型，主要表现是上腹部疼痛、寒战、发热等，甚至多次反复发作，但可无黄疸。只有结石位于左右肝管汇合部或者左右肝段主干时，才会出现明显的梗阻型表现，黄疸就将表现明显。

随着临床常用的术前检查方法如超声、CT、磁共振、经十二指肠乳头胰胆管造影等的发展，医生基本在术前就可以了解肝内胆管结石的分布，结石的大小、多少和结石的形状，肝内胆管有无狭窄或扩张，是否合并其他如先天性肝内胆管囊性扩张症等疾病，是否伴发肝组织纤维化及肝叶萎缩、增生或肝硬化，有无门静脉高压，病变胆管有无恶变等。结合症状表现和抽血化验等检查基本都能够明确诊断并予以分型。目前，为了方便外科治疗，我们把肝内胆管结石归为 3 型。①Ⅰ 型（区域型）：结石沿肝内胆管树局限性分布一个或几个肝段内，常合并病变区段肝管的狭窄及受累肝段的萎缩。②Ⅱ 型（弥漫型）：结石遍布双侧肝叶胆管内。根据肝实质病变情况又分为 3 种亚型，Ⅱa 型弥漫而不伴有明显的肝实质纤维化和萎缩；Ⅱb 型弥漫且伴有区域性肝实质纤维化和萎缩，通常合并萎缩肝脏区段主肝管的狭窄；Ⅱc 型弥漫且伴有肝实质广泛性纤维化而形成继发性胆汁性肝硬化和门静脉高压症，通常伴有左右肝管或汇合部以下胆管的严重狭窄。③E 型（附加型）：合并肝外胆管结石。E 型根据 Oddi 括约肌功能状态也分为 3 个亚型，Ea 型是 Oddi 括约肌正常，Eb 型是 Oddi 括约肌松弛，

Ec 型是 Oddi 括约肌狭窄。

　　肝内胆管结石的主要病理改变是肝内胆道的梗阻和感染，肝脏受到较为持续的慢性损害，常继发肝实质萎缩和纤维化改变，长期则导致肝硬化及继发性门静脉高压症，部分慢性炎症最终还将导致肝内胆管的癌变。肝内胆管结石合并胆道狭窄与扩张，是造成胆道梗阻和胆汁流体力学改变的根本因素，也是发生化脓性胆管炎的基础。结石与胆道狭窄、胆道的狭窄与扩张，二者互为因果、相互促进。所以非手术治疗主要用于急性胆道感染等危急情况的抗感染等治疗，包括围手术期❶帮助纠正水电解质紊乱、稳定生命体征及处理伴发的其他疾病，但无法从根本上解决肝内胆管结石本身。

　　肝内胆管结石目前还是需要依赖手术为主的多种方法和手段的综合治疗，总的原则是"取净结石，去除病灶，解除梗阻，通畅引流"。对于 I 型肝内胆管结石，应首选病变肝段规则性切除以达到治愈目的。肝脏和胆道病变广泛的 IIa 和 IIb 型结石常需联合多种术式和辅助方法进行治疗，对于 IIb 型结石，充分切除区段性病灶是保证联合手术治疗效果的前提条件。对于合并胆汁性

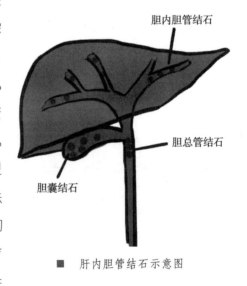

胆内胆管结石

胆总管结石

胆囊结石

■ 肝内胆管结石示意图

---

　　❶ 围手术期是围绕手术的一个全过程，从患者决定手术治疗开始，到手术治疗直至基本康复，包括手术前、手术中及手术后的一段时间。具体是指从确定手术治疗时起，直到与此次手术有关的治疗基本结束为止，时间在术前 5~7 天至术后 7~12 天。

肝硬化但肝功能仍处于代偿状态的 IIc 型结石，应根据胆道病变的复杂性、肝硬化及门脉高压症严重程度等，选择同期或分期胆道手术与门脉减压手术来处理合并存在的胆道、肝脏和门静脉系统病变。对于肝功能陷于失代偿的 IIc 型结石，肝移植是唯一的治疗方法。经内镜逆行性胰胆管造影术（ERCP）适用于肝外胆管结石及靠近肝门部的结石。而经肝外肝胆管切开取石适用于肝内胆管结石但是不伴有很严重的肝纤维化及萎缩，只需打开胆总管，使用胆道镜取净肝内胆管结石。需要切除的肝脏病损包括联合切除狭窄、扩张的胆管及受累萎缩的肝脏，这适用于肝脏萎缩、难以取净的多发结石、难以纠正的肝胆管狭窄及扩张、慢性肝脓肿、肝内胆管细胞癌等。除非证实 Oddi 括约肌完全失去功能，否则不应轻易放弃其功能。当肝内胆管结石病变合并肝门部胆管狭窄或病变累积及肝外胆管，通常合并 Oddi 括约肌松弛，导致肠液反流，继发胆道感染甚至肝门部胆管狭窄及癌变，此时为了纠正肝门部胆管狭窄就需要做胆肠吻合术了。

有时候医生即使十八般武艺用遍，患者经历多次手术和胆道外科各种先进技术和方法，而对于肝内胆管结石晚期合并肝硬化、门静脉高压症及门静脉海绵样改变等复杂病情的患者，仍然面临着胆管结石复发、肝脏萎缩硬化加重、身体营养情况恶化等种种困难，让每一位肝胆外科医师感到十分棘手和无奈，甚至让肝胆外科医师心中都或多或少留下些许不甘和阵阵余悸。

第四章

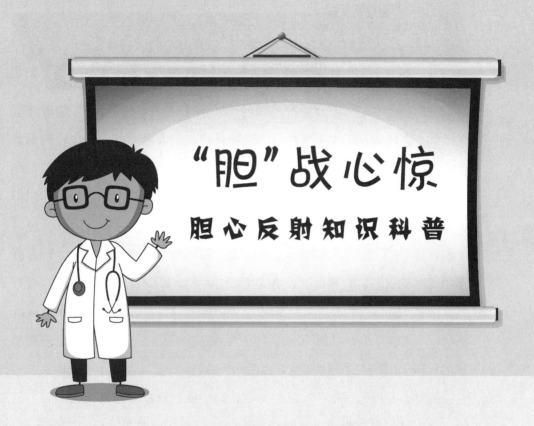

"胆"战心惊

胆心反射知识科普

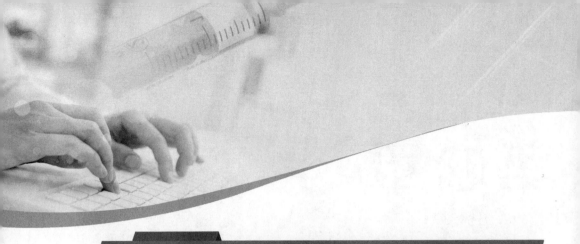

让麻醉医师措手不及的"小"手术

❖术中胆心·反射

"快！别再动了！心跳只有 40 啦！""阿托品 0.5mg！快！"随着麻醉医师的一声令喝，手术室里忙碌的医护神经都绷得紧紧的，耳边只听见监护仪"滴一滴一滴"的缓慢叫声，光听声音就知道心率确实很慢。现在在做的只是一台相对常规的腹腔镜胆囊切除手术，也就是手术室护士们口中肝胆外科的"小手术"，竟然也让大家出了一身冷汗。好在麻醉医师经验丰富，短暂的"惊险"过后，"滴一滴一滴"声音变得快速有力，逐渐恢复手术前的状态。"可以了，继续吧！"手术又可以开始有条不紊地进行了。过了 10min，手术结束。"老刘，刚才怕不？"下了台我继续调侃麻醉医师。"这种？胆心反射而已！手术当中复杂情况多了去了，哪是怕能解决的！越干越怕，才是对医学的尊重！"

那什么是胆心反射呢？正如其名，胆心反射就是胆道情况在心脏上的反应，尤其表现在胆道手术时牵扯胆囊或探查胆道时导致胆道扩张刺激，引起心率减慢、血压下降。严重的还会出现反射性的冠状动脉痉挛，引起心肌缺血、心律失常甚至心脏停搏。如果不及时发现和处理，严重的胆心反射可能危及生命健康，特别是一些胆道感染导致休克或低血压状态下的患者更容易发生。它的病理生理在于胆囊-心脏之间通过左侧迷走神经的上、下行纤维构成一个类似电路一样完整的线路反射（反射弧）：当牵拉胆囊时，胆囊壁的内脏感觉神经末梢受到刺激，神经冲动刺激经左侧迷走神经的传入纤维，将刺激产生的兴奋以类似电传导形式传导至延髓内副交感低级孤束核（中转站），孤束核❶发出纤维至迷走神经背核❷（中转站），迷走神经背核发出的迷走神经纤维延伸至心肌的各个重要部件（心脏供血血管、起搏中枢、心肌细胞等），实施控制心肌的活动。迷走神经背核发出迷走神经可以使冠状动脉血管痉挛、窦房结兴奋性降低，特异性传导系统的传导速度减慢，心肌收缩力减弱，心输出量减少，血压下降，甚至心脏停搏。

虽然胆心反射有时候让人措手不及，但只要认识到它的存在，总体就是可防可控的。当手术牵连胆囊，患者血压或心率下降幅度等于或大于基础血压或心率的20%，并伴心电图改变时，需要立即暂停手术，同时加快输液、静脉注射升压药和阿托品，待血压、心率平稳后才能继续手术。老年人、原有心脏病术前检查发现有心电图改变者、急诊手术患者更容易发生胆心反射，对于这些患者，术前尽量改善心脏功能，纠正存在的电解质紊乱，避免不必要的急诊手术。操作前，可以通过积极措施如局部神经封闭，静脉药物如哌替啶、阿托品等加以防范；术中，可通过减少胆囊的过度牵拉，减少胆囊神经刺激的发生，尽可能预防胆心反射的发生；还要加强监测，一旦发生立即停止牵拉，给予阿托品等药物就可以了。所以说，"胆囊事小，一定当'心'哦"！

---

❶ 编辑注：孤束核位于迷走神经背侧核的腹外侧，是面神经、舌咽神经和迷走神经的感觉核，管味觉及一般内脏的感觉。

❷ 编辑注：迷走神经背核位于延髓室底灰质内，迷走神经三角深面的神经核，属一般内脏运动核，支配颈部、胸部所有内脏器官和腹腔大部分内脏器官的平滑肌、心肌的活动和腺体的分泌。

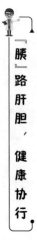
心脏科老患者的"新"病因

❖胆道疾病表现心脏问题

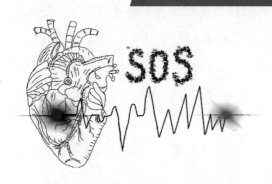

一位老患者，年龄比较大，快 80 岁了，以前有冠心病，这次又因为心前区疼痛再次住院，但这次查的心肌缺血相关指标却都基本正常，医生怀疑不是心脏本身问题。彩超提示有胆囊结石，不知道会不会有胆心综合征。患者这次跟以往发病情形倒也差不多，只不过这次是在多吃了点甜点再活动后发生的，而且最近两天不怎么想吃东西。当查体时就明显感觉不对了，右手按压剑突下时虽然患者嘴上说不疼，从她的表情看还是有压痛反应的，毕竟老年人对于疼痛的反应相较年轻人要下降很多，所以即使这样也表示她的疼痛还是很明显的。右侧肋下压痛确实不明显，更别提胆囊炎症的典型症状墨菲征❶了，那也很可能跟她偏胖的体型有关，这样胆囊就会躲在起到保护作用的肋弓内侧，从而没有明显的压痛，容易误导医生。肝区的叩击痛倒也不明显。此外，患者心电图 ST 段稍微有点异常，但心肌酶谱、肌钙蛋白、B 型尿钠肽等指标却基本正常，实在不好用冠心病来解释，所以怀疑是胆心综合征。

胆心综合征是因胆道疾患所引起的冠状动脉供血不足、心脏活动失调及心电图异常的临床综合征。其实早在 21 世纪初，人们就已经注意到急性胆囊炎可以诱发心脏期前收缩、房室传导阻滞、阵发性房速、心房扑

---

❶ 编辑注：用于胆囊急性炎症诊断。

动、心房颤动等各种形式的心律失常，引起心绞痛并出现 T 波平坦、倒置等心电图异常改变。有关胆心综合征的发病机制存在几类学说，但主要涉及以下两方面：①胆石症与冠心病都与脂质代谢障碍有一定关系，因此可能在病因上存在某种联系。②胆道系统与心脏在神经支配上有共同通路，心脏受胸第 2 对至第 8 对脊神经支配，而胆囊、胆总管受胸第 4 对至第 9 对脊神经支配，二者在胸第 4 对、第 5 对脊神经处存在交叉。当胆道发生炎症、梗阻、血液运输障碍时，冲动沿脊神经视丘侧束经脑中枢的网状结构而至丘脑与大脑。由于一条脊神经的后根中包含着几个脏器的传入纤维，而一个脏器的传入纤维又有几个传入通路。另外，内脏的传入纤维又与躯体的传入纤维共同在一个脊髓结段中会聚，因此在神经支配有重叠的脏器之间，通过神经冲动的扩散易化就可以产生牵涉反应。胆道的刺激通过胸第 4 对、第 5 对脊神经反射引起冠状动脉收缩，血流减少，诱发心脏活动失调。另外，血液中胆红素及胆酸浓度增高也可兴奋迷走神经，引起迷走神经反射，从而直接抑制心肌细胞能量代谢，降低心脏活动能力。

临床上确实有部分胆心综合征的患者被误认为冠心病的，治疗效果不好的主要原因是未能根除原发病。但一般认为胆道疾患发生心功能改变，大都还是存在冠心病或隐形冠心病的基础，因胆囊结石、胆管结石尤其伴随胆道感染等发病而被诱发。胆道疾病本身不是冠心病的原因，只是其发病的条件因素，二者既有区别又有联系。胆心综合征还是有一些自身特有的临床特征的。首先，胆道系统疾病加重时，心脏病症状也跟着加重；胆道系统疾病好转时，心脏病症状也跟着好转。其次，心前区❶有程度不同的闷痛和绞痛，每次发作时间较长，有的可持续数小时，并常有心悸、心律失常（心跳间歇和阵发性房颤）、心电图心肌缺血性改变等。再次，心

第四章 「胆」战心惊
胆心反射知识科普

---

❶ 编辑注：指心脏在体表的投影。

脏病症状又多由进食油腻食物或情绪激动诱发，服用硝酸甘油、速效救心丸等扩冠解痉药物不易缓解。最后，也是最重要的区别，胆囊疾病合并心前区疼痛及心电图异常经手术切除胆囊后，心前区疼痛及心电图异常可以获得改善。

　　患者现在的情况倒挺符合胆心综合征的。在治疗下，患者的心功能调整得一直比较稳定，同时最近因为饮食不佳导致的低钾状态也很快得到了纠正。经过微创的腹腔镜胆囊切除术治疗，患者很快好转出院。

第五章

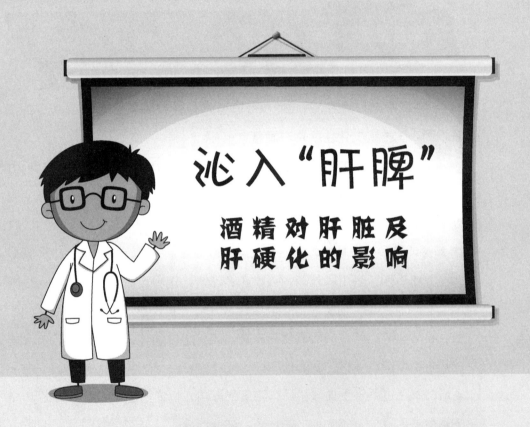

沁入"肝脾"

酒精对肝脏及
肝硬化的影响

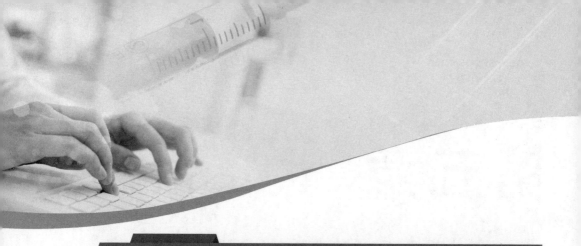

举盏推壶，"肝"情都有

"来，兄弟感情深，一口闷啊！"这是现代很多社交场合最常见的场景，而中国传统文化往往也与酒息息相关。

虽然中国独特的制曲酿酒工艺让酒的种类和香味散发出无穷的魅力，成就了无数的文人墨客，但酒的主体成分是乙醇，独特的分子结构让乙醇在消化道内不需要消耗能量就可被快速、完全地吸收，在胃内一般被吸收约20%，其余很快被十二指肠和近端空肠吸收。空腹饮酒时，半小时就能吸收60%~90%，浓度越高，吸收速度越快，作用也越明显。而进入体内的酒90%都要由肝脏这个超级化工厂来完成分解代谢。乙醇先被氧化成乙醛，再转化成乙酸，最后氧化成二氧化碳和水排到体外，同时释放出大量的热，所以造就了"酒酣胸胆尚开张，鬓微霜，又何妨？"的豪迈。由于乙醇的氧化过程不受血液中乙醇浓度的影响，机体执着地以每小时约10ml的速度将乙醇分解成水和二氧化碳，这就形成了"昨夜雨疏风骤，浓睡不消残酒"的宿醉效应。

乙醇被快速吸进肝脏后，在肝细胞内与多种功能的过氧化氢酶系在细胞色素P450催化下产生一系列化学反应。这个过程以氧化反应为主，既需要细胞表面膜的参与，又需要细胞核内多种能量发生器参与，所以对肝细胞的损害以氧化应激损伤为主，肝功能检查则以肝胆酶系异常升高为主。损伤表现在以下几个方面：①乙醇的代谢物乙醛的直接毒性作用。醛类的毒性作用耳熟能详，它能够损伤肝细胞内能量发生器——线粒体，减少能量产生，干扰脂肪酸氧化，导致甘油三酯在肝脏沉积，并诱导细胞凋亡。②过度的免疫反应。氧化应激引起的脂质过氧化刺激产生一系列抗原复合物，刺激机体产生抗体，引起相应的细胞免疫应答，触发自身免疫反应，导致针对自身肝细胞的免疫损害。③级联炎症反应引起自身损伤。在前两方面因素影响下损伤的肝细胞、活化的巨噬细胞及浸润的中性粒细胞等，激活并诱导大量炎性细胞因子表达导致肝细胞进一步受损。乙醛氧化产物乙酸也通过介导巨噬细胞炎性因子过度表达而加重酒精性肝损伤的发展。④长期刺激抑制肝细胞增殖再生、加速上皮间质转化、诱导肝纤维化。乙醛蛋白加合物可刺激肝脏胶原合成，直接导致肝纤维化。长期刺激不仅会导致肝细胞凋亡，还可抑制患者的肝细胞增殖。与此同时，肝损害时肠道细菌容易从肠道易位跑到肝脏，易位的肠道细菌繁殖产生的肠源性内毒素血症又再次导致脂肪变性的肝脏继续发生炎症、坏死和纤维化。⑤大量饮酒导致热量增加食欲减少，正常摄取的维生素、脂肪、蛋白质和矿物质等营养物质缺乏，进一步加剧肝毒性。⑥如果存在肝炎病毒将增加机体对乙醇的敏感性，二者协同加重肝脏损害。

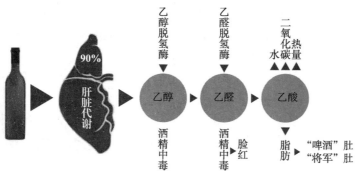

■ 乙醇在肝脏内的代谢

人体的抗氧化防护机制在乙醇进入肝细胞时就会启动一系列抗氧化通路，如利用内源性抗氧化物质来干预氧化应激损伤。而肝脏由于具有强大的解毒代谢功能，短时的乙醇损害大多数都是一过性的。在肝功能损害的早期，它会努力进行自我修复，用正常的肝细胞替代受损的肝细胞，使功能很快得以修复，从而不会出现任何症状。但在 3 天内检查肝功能仍然可以看到 ALT、AST、GGT、血清总胆红素等指标升高，所以喝完酒 1 周内不建议体检。如果体检前有喝酒行为，看到这样的结果不必那么紧张，禁酒后这些指标可明显下降，通常 4 周内基本恢复正常（GGT 恢复较慢）。

有人从来没有喝醉过，那他的肝脏是不是存在大量解酒酶，能够减轻这种损害？诚然每个人的基因不同，存留氧化酶系的能力不同，也就是我们说的个体差异。事实上，乙醇对肝脏的损伤受饮酒量、饮酒年限、乙醇饮料品种、饮酒方式、性别、种族、肥胖、肝炎病毒感染、营养状况等诸多因素的影响。饮酒所造成的肝损伤的确存在阈值效应，达到一定饮酒量或饮酒年限将大大增加肝损伤的风险。空腹饮酒造成的肝损伤相较进食后饮酒要严重。虽然生活中不少女性朋友确实被认为很能喝酒，但其实女性对乙醇所致的肝损伤更为敏感，较小剂量和较短的饮酒年限就可导致严重的后果。酗酒和慢性肝炎病毒感染并存将使肝损伤的速度加快，增加酒精性肝硬化的死亡率，所以面对慢性肝炎感染的患者应更加严厉叮嘱一定要戒酒。

生活中长期大量饮酒引发的一系列不断进展的肝脏疾病，我们统称为酒精性肝病。据解放军第 302 医院肝病中心统计，在该院因肝病住院的患者中，酒精性肝病的比例从 2002 年的 1.7% 增加到 2013 年的 4.6%，已然成为继病毒性肝炎后导致肝损害的第二大病因。酒精性肝病初期通常表现为脂肪肝，进一步发展成酒精性肝炎、酒精性肝纤维化和酒精性肝硬化，造成不可逆的病理改变。酗酒者 90% 以上易患脂肪肝，10%～35% 发展为酒精性肝炎，严重酗酒者可诱发广泛的肝细胞坏死甚至肝衰竭，8%～20%

的慢性嗜酒者演变为肝硬化。随着我国饮酒人群比例上升，肝硬化和肝衰竭的比例也不断增多，我国乙醇所致肝损伤已成为一个不容忽视的健康问题。

长期饮酒人群的脂肪肝表现为单纯性脂肪变性，肝细胞内可见脂滴沉积，影像学表现符合脂肪肝标准，血清中转氨酶或者转肽酶（ALT、AST、GGT）可轻微异常，这些都可以通过戒酒逆转。单纯性脂肪变性的患者如果继续饮酒，就会很大程度上发展为酒精性脂肪性肝炎。短期内如果肝细胞大量坏死就会引起一系列的临床病理改变，主要表现为血清转氨酶（ALT、AST）和胆红素水平明显升高，还可伴有发热、外周血中性粒细胞计数升高等现象。重症的患者会出现肝衰竭的症状，如凝血功能障碍、黄疸、肝性脑病、急性肾衰竭、上消化道出血等，此时还常常伴有内毒素血症甚至脓毒血症。酗酒和空腹饮酒都会使酒精性肝病的风险增加。有研究证实，近期的饮酒行为(而非早年的饮酒行为)会促进酒精性肝硬化的发生。对 100 例酒精性肝硬化患者的随访发现，肝硬化的严重程度对存活年限影响小，而是否戒酒是影响患者死亡的重要因素。在诊断肝硬化后 1 个月内戒酒，7 年的生存率为 72%，未戒酒的人群中这一比率为 44%，所以戒酒是治疗酒精性肝病最重要和首要的措施。在戒酒的基础上，要为患者提供高蛋白、低脂饮食，并补充多种维生素，加强营养支持。

对于轻症酒精性脂肪肝，可给予水飞蓟素类、多烯磷脂酰胆碱和还原型谷胱甘肽等保肝抗炎药物。甘草酸类药物如甘草酸二铵、甘草酸单铵半胱氨酸等用于轻中度酒精性脂肪肝患者。乙

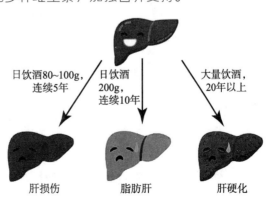

日饮酒80~100g，连续5年 → 肝损伤

日饮酒200g，连续10年 → 脂肪肝

大量饮酒，20年以上 → 肝硬化

酰半胱氨酸是一种抗氧化物质，可帮助补充肝细胞中的谷胱甘肽。腺苷蛋氨酸可以改善患者的临床症状和生物化学指标。

目前，酒精性肝硬化的临床治疗集中在戒酒、积极的营养疗法（热量及蛋白质含量丰富）和肝硬化并发症的一级及二级预防方面。严重酒精性肝硬化失代偿期可能就需要肝移植治疗了。

小酌怡情，还是劝君少喝为妙！

老王喝酒喝到"糊涂"了

❖酒精性肝性脑病

老王这两年体检发现得了肝硬化，所以酒喝得没有以前多了。最近两天不知怎么了，总感觉讲话不对劲，在聊天时总会莫名出现一些无关的思绪或者思维停顿，总感觉"频道"出现闪跳。"难道是出现脑梗死了？"一个不祥的念头闪过。一系列会引起这种神经精神症状改变的疾病不断从脑海中循环调出：老年人最常见的是颅内病变，包括蛛网膜下腔及硬膜外或脑内出血、脑梗死、颅内感染；也可能是老年性帕金森病；还有可能跟一些基础疾病相关，如由代谢性因素导致的脑部病变包括酮症酸中毒❶、低血糖症、低钠血症、肾性脑病、肺性脑病等；当然，还可能跟环境重金属中毒导致脑病有关，也还有可能存在口服药物与乙醇产生毒性反应。老王长期饮酒还得排除维生素 B_1 缺乏导致的韦尼克脑病、酒精中毒性脑病、戒断综合征等。老王的脑部磁共振结果没发现什么异常梗死或者出血，也从来没听说老王有什么"三高"之类的常见慢性病，得好好查查了。这么

---

❶ 编辑注：酮症酸中毒主要表现就是高血糖、酮症及酸中毒，是由于胰岛素严重不足及拮抗胰岛素激素过多所引发的急性严重代谢紊乱综合征，在 1 型糖尿病患者中更为常见。

想着也就顺便问了问老王："您最近常喝酒吗？有没有吃什么药物啊？""最近饮食、大小便没什么异常吧？""这个礼拜一吃了我最喜欢的猪血烧大肠，少喝了几杯，这几天大便都还是有点颜色，看来老了以后消化功能下降明显啊！""您这几次大便都是黑色的吧？是不是跟以前不太一样啊，有点黏糊糊的？""好像还真有点。"看来根本问题还在肝上，明显上消化道有出血，由于猪血导致大便颜色改变把问题遮蔽了，而消化道出血正是肝性脑病的常见诱发因素啊！但没有相关检查结果支持，还不能这么早下结论。所以还是把老王带到医院心理科做了一个神经心理测试，结果不出所料。赶紧通知家属给老王办理了住院手续，必须尽快清除胃肠道内积血，减少肠道对毒素的吸收。

肝性脑病，顾名思义是由于肝脏功能不全引起的以大脑内组织及神经递质传递异常为基础的中枢神经系统功能失调的综合征。诱发肝性脑病的因素很多，常见的有上消化道出血、高蛋白饮食、大量排钾利尿、大量放腹水，另外使用一些安眠、镇静、麻醉药物，便秘、尿毒症、感染或手术创伤等也都容易诱发。

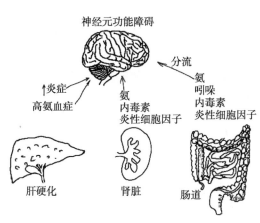

■ 肝性脑病示意图1

第五章 沁入「肝脾」
酒精对肝脏及肝硬化的影响

目前，认为造成肝性脑病的根本原因是神经毒性物质，如血氨增多或颅内及外周炎症反应提高了神经毒质的毒性效应。在正常状态下，血氨是由饮食中的蛋白质在肠道经由细菌分解产生，肠道中的氨可被吸收入血液经由门静脉系统，进入肝脏这个巨大的"化工厂"，重新合成尿素以尿的形式排到体外。肝硬化严重时的肝细胞功能障碍，大大降低了肝脏对肠道来源的毒性物质（主要是氨类）的解毒功能。与此同时，原本没有直接联系的门静脉与腔静脉之间形成了大量侧支旁路循环，使大量肠道吸收入血的氨等有毒物质绕过肝脏经由门静脉的侧支循环直接进入了体循环，并通过通透性增加的血脑屏障进入脑组织。血氨一旦直接进入脑组织便会促使脑组织中的星状胶质细胞合成谷氨酰胺，导致细胞变性、肿胀及退行性病变，从而引发一系列急性神经认知功能障碍。氨还可直接导致兴奋性和抑制性神经递质比例失调，产生临床症状，并损害颅内血流的自动调节功能。研究发现，氨进入颅内还可以引起脑组织的能量代谢障碍，糖酵解增加导致脑内乳酸堆积，由于脑组织只能通过糖代谢提供能量，所以代谢不足更加重了脑组织水肿。与此同时，高血氨能够诱导中性粒细胞功能障碍，释放出活性氧，促进机体产生氧化应激和炎症反应，从而加剧血脑屏障破坏，使氨等有毒物质及炎性细胞因子更加通畅地进入脑组织，与脑源性炎症因子共同引起脑实质改变和功能障碍。而且全身炎症过程所产生的细胞因子还会加重肝脏本身的损伤，进一步降低肝脏处理氨等有害物质的能力，使病情进一步加重。

早识别、早治疗是改善肝性脑病预后的关键，肝性脑病依神经精神严重程度分为轻微肝性脑病和肝性脑病1~4级，越往上越严重，而治疗也依赖其严重程度产生分层管理。治疗需要及时清除诱因，尽快将急性神经精神异常恢复到基线状态，更提倡加强一级与二级预防。

老王入院检查粪便隐血试验阳性，证实存在上消化道出血，立即予以降低门静脉压力、减少胃酸分泌的药物，同时口服乳果糖（乳果糖是一种合成的双糖，口服后在小肠内不会被分解，到达结肠后被肠道内的乳酸杆菌、粪肠球菌等细菌分解为乳酸、乙酸，从而降低肠道的 pH）。肠道酸化后对产尿素酶的细菌生长不利，而有利于不产尿素酶的乳酸杆菌的生长，使肠道细菌所产的氨减少。此外，酸性的肠道环境还可以减少氨的吸收，促进血液中的氨经肠道排出。反复少量食醋保留灌肠也能够帮助把残留在肠道内的血便排除掉，同时酸化肠道，改善菌群环境。我们还联合应用门冬氨酸、鸟氨酸，通过促进肝脏内鸟氨酸循环和谷氨酰胺合成减少氨的水平，达到降低患者空腹血氨和餐后血氨的目的。由于口服益生菌能够促进有益细菌的生长，抑制有害菌群如产脲酶菌的繁殖，改善肠上皮细胞的营养状态，降低肠黏膜通透性，减少菌群易位并能够减轻内毒素血症，改善高动力循环，还可减轻肝细胞的炎症和氧化应激，从而增加肝脏的氨清除，所以该法一般也作为肝性脑病的一项治疗措施。还给他适当补充了支链氨基酸，改善患者氮平衡的同时，竞争性抑制芳香族氨基酸进入大脑，减少假性神经递质的形成，改善脑部神经递质平衡。

针对肝性脑病的氨中毒学说和肠源性内毒素学说，以及中医的"通腑开窍"理论在临床也有应用，其中最具代表性的是中药煎剂保留灌肠，如承气汤类、含大黄煎剂、生地黄制剂等，在通便、促进肠道毒性物质排出、降低血氨水平、缩短昏迷时间等方面都有一定作用。扶正化瘀片、安络化纤丸和复方鳖甲软肝片等因其扶正补虚、活血化瘀等功效，具有抗纤维化，改善肝功能、免疫功能，减轻肝脏血液循环障碍，降低门静脉高压等作用，对于肝性脑病的预防也有一定价值。

对于肝硬化肝性脑病的患者，由于饮食中的蛋白质容易在肠道由细菌分解产生氨等有害物质，而肝硬化患者又往往由于肝脏合成功能下降存在蛋白质不足等营养不良状况，需要补充蛋白质，所以需要正确评估患者的

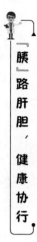
营养状态，早期进行营养干预，补充优质蛋白质，同时限制一次性摄入过多蛋白质。静脉补充白蛋白往往被认为是安全的，且植物蛋白优于动物蛋白。目前，对于重症肝性脑病患者还可通过人工肝措施在一定程度上清除部分炎症因子、内毒素、血氨、胆红素等。

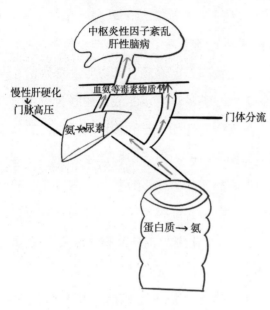

中枢炎性因子紊乱
肝性脑病

慢性肝硬化
门脉高压

血氨等毒素物质↑↑

氨→尿素

门体分流

蛋白质→氨

■ 肝性脑病示意图2

老王经过治疗已经恢复成原来那个思维敏捷、谈吐优雅的长者了。嘱咐家属在老王恢复期间，少食多餐，除了不能大口喝酒，还有就是决不能任由他大口吃肉，优质蛋白质饮食应逐步少量增加，还要控制总量。

由于肝性脑病在第一次发作后反复发生的风险提高，为了改善生活质量，应在健康教育、控制血氨升高及调节肠道微生态方面下功夫（二级预防）。健康教育，即根据肝功能损伤的情况，合理调整饮食结构，避免一次性摄入大量高蛋白质食物。乳果糖可作为预防用药口服。注意观察患者的行为、性格变化，考察患者有无注意力、记忆力、定向力的减退，尽可能早发现、早诊断、早治疗。

"血吐了一盆呐！" 喝酒喝出胃出血？

❖门静脉高压上消化道出血

"患者老丁，男性，56 岁，有长期酒精性肝硬化病史。1 个月前有过上消化道出血史，保守治疗好转。今天早上 5:30 开始再次呕血，反复多次，最多一次差不多有 1000ml……"主管床位的张医生汇报病史的同时，我看了一下床头垃圾筐内的大量血凝块。同时，我观察老丁的结膜，手也搭在他湿冷的桡动脉上。此时的心电监测显示血压 80/50mmHg，心率 110 次/min。"抓紧双路快速补液！配血了没有？"老丁其实失血性休克表现已经十分明显了，这次看来保守治疗没机会了，再晚一会儿就会没命的。"抓紧配血，联系手术室！"

其实跟老丁也只是第二次见面，但前次会诊还是不到 1 个月前，当时他是先有 2 天黑便以后出现呕血，量不算多，生命体征平稳。询问病史后得知，原来老丁无论春夏秋冬、无论什么时间、无论身处何地，每天可以少吃一顿饭，但绝对不能少喝一顿酒，而且总是自己一个人每天随便有菜没菜都能至少喝掉一瓶白酒！对于当时的那点出血，老丁可是丝毫不以为然。事情却没那么简单，上腹部 CT 检查提示老丁的肝脏体积明显萎缩变形，门静脉增宽，食管胃底静脉广泛曲张，侧支循环形成，腹腔内少量腹水。肝功能检查也提示转氨酶轻度异常。对于这样长期的乙醇"烧灼"的肝脏，这是明确的肝硬化表现。肝硬化失代偿期表现多样，以上消化道出血和腹水最为常见，其中又以上消化道出血对患者的影响最大。急性上消化道出血患者病情凶险，病死率高，易反复发作，是肝硬化患者死亡的重要原因之一。在急诊住院时，医生给予降低门静脉压力的药物特利加压素和生长抑素，并用抗生素预防肠道菌群易位，奥美拉唑抑制胃酸分泌等，很快老丁的消化道出血得到控制。门静脉高压症药物治疗包括内脏血管收缩剂（血管加压素和类似物、生长抑素和类似物、非选择性 β 受体阻滞剂）和血管舒张剂（硝酸盐类）。血管收缩剂是通过收缩内脏血管和减少门静脉流入量而实现的。血管舒张剂理论上是通过降低肝内和/或门静脉侧支阻力而实现的。内脏血管收缩剂由于是通过非肠道给药，限制了其在食管胃底静脉曲张急性出血时的使用。非选择性 β 受体阻滞剂普萘洛尔等可作为门静脉高压症患者的长期口服用药。老丁的消化道出血应该是典型的门静脉高压造成的。

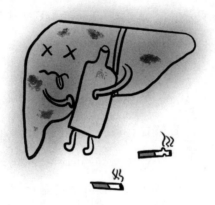

■ 烟酒影响肝脏示意图

那么什么是门静脉高压呢？众所周知，我们胃肠道和脾脏的静脉回流汇合成胃周静脉、肠系膜静脉和脾静脉，然后一起汇总成为门静脉进入肝脏，占肝脏 75% 血流量，提供肝脏 50% 左右的氧气和绝大部分合成能量的"原材料"，在肝脏内用来合成各种蛋白、凝血物质等。门静脉正常压力在 $1.27 \sim 2.35 kPa$（$13 \sim 24 mm\ H_2O$），平均 $1.76 kPa$（$18 mm\ H_2O$），而在肝脏硬化后门静脉压力明显升高，压力只有通过一些平时不怎么重要的交通支循环来代偿。其中，由距离最近、循环压力差最大的胃底食管下段交通支最先受累，其次是直肠肛管交通支，然后是前腹壁和腹膜后交通支。这些交通支门静脉压力升高时，管壁压力明显增高，同时静脉回流受阻，胃黏膜下毛细血管充血扩张，血管通透性增加，大量动静脉短路开放，动脉血氧饱和度降低，又引起胃黏膜缺血、缺氧，伴随局部胃黏膜损伤，灭活门静脉血流中的有毒物质能力下降，更容易导致静脉破裂出血。对于初次少量的出血，考虑食管胃底静脉曲张破裂出血的同时，还要排除门静脉高压性胃病导致的急性胃黏膜病变。所以在止血后，医生建议就是先进行胃镜检查，可以尝试行胃镜下治疗。内镜治疗因其创伤小、技术操作简单，能安全有效地预防和治疗上消化道出血，成为门静脉高压症静脉曲张出血目前主流指南推荐的选择疗法之一。内镜下治疗又包括硬化剂注射疗法和静脉曲张套扎疗法。当发生急性出血时，硬化剂注射疗法是对静脉曲张注射硬化剂，通过静脉曲张内血栓形成、周围水肿组织的外部加压及周围组织血管壁炎性反应后纤维化作用达到止血的效果。硬化剂注射法廉价、简单、有效，但其术后并发症如食管溃疡、食管狭窄、胸腔积液、发热、菌血症、自发性细菌性腹膜炎、血栓、脓肿形成等有上升趋势。与硬化剂注射疗法不同，静脉曲张套扎术是通过橡皮绳机械捆扎静脉曲张达到闭锁静

脉曲张的目的。套扎术比硬化剂注射疗法操作简单，术后并发症相对较少，但术后复发率较高。治疗首次出血患者时，静脉曲张套扎术要优于药物治疗。结果老丁根本不当回事，自己签了字就急匆匆地从急诊出院跑回家了，甚至连最基本的戒酒嘱托都没做到。

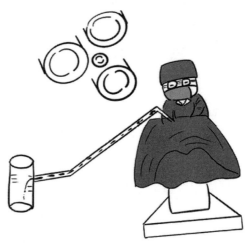

"老丁现在处于失血性休克状态，我们正在尽力抢救，内科保守治疗措施我们都已经上了，正在积极输血输液抗休克治疗。""因为是再次出血，而且这次出血比较凶猛，所以治疗措施不可能像上次那么简单从容，胃内有大量血凝块根本看不清楚，不再适合胃镜下止血。如果不尽快止血，老丁就非常危险了。我们现有肝源不可能满足急诊肝移植的治疗需求，虽然肝移植也许是最根本的治疗措施。"现在的医疗环境让医师不得不把所有可能替代治疗方案充分告知家属，也许这根本就不是患者家人在这种形势下能够真正理解的。"现在治疗就是急诊手术和急诊介入治疗。介入治疗是在出血未控制的情况下，通过使用球囊填塞或者覆膜支架经过颈静脉在肝内建立一个人工通道，将门静脉和腔静脉之间人为'打通'，以达到止血和降低门静脉压力的作用，但可能存在人工建立通道失败，或者由于本该经过肝脏解毒的血液直接进入腔静脉循环，出现肝性脑病。而急诊手术是将曲张的胃底食管侧支循环和黏膜下交通支静脉彻底打断，达到止血和降低门静脉压力作用，但手术毕竟需要全身麻醉，麻醉和手术创伤对肝脏也是一种打击，会有术后肝功能不全甚至衰竭的可能。"介绍完各项治疗措施后，在老丁家属们已经急得几乎失去理智的时刻，医生要给出专业的判断。"但因为血压很不稳定，所以我们跟介入科主任商议后觉得目前去介入手术室的过程风险极大，还是建议你们尽快决定是否手术治疗，这样止血效果更确切，更有可能最大限度挽救老丁的生命！如果同意在这里签字！"实际无论是介入还是外科手术，这时候都以挽救生命为最高使命。虽然都可能面临术后出血、形成血栓、感染、严重腹水、肝衰竭、肝性脑病等一系列并发症，但只有付出才可能有回报。

老丁儿子签字后，我立即通知手术室接人。加压输液带吱吱作响地不断把血液挤进老丁体内，麻醉团队、手术室护理团队和外科团队配合默契，一刻也不耽搁，立即插管麻醉、消毒铺单，开始手术。经过4个半小时的战斗，老丁鼻胃管里不再有血液流出，颜色逐渐变成浅浅的红色。

❖肝硬化血小板减少、凝血障碍

患者长期喝酒，近期牙龈出血，经查看没有明显的牙龈增生。血常规里白细胞比正常稍微下降，而血小板只有 $53×10^9$ 个/L，而正常至少 $100×10^9$ 个/L，其他成分倒没什么明显变化。但凝血功能里凝血酶原时间延长 2s，纤维蛋白原也比正常值下降不少。看来事情远没有表面看到的那么简单啊！

正常的凝血过程是一个十分复杂的生理过程，它需要十多种物质的参与，如血小板、钙、凝血酶、纤维蛋白原等。而血液中有一套防止和促使纤维蛋白分解的系统，它们保持协调状态，使血液维持在不凝固的流畅状态。所以在正常情况下，血液是不凝固的。但当血管破裂后，大量血小板黏着、积聚、凝聚在伤口破坏处而释放出一些物质，如血清紧张素等，同时引起一连串连锁反应，使细丝状的纤维蛋白大量生成并聚集在伤口处，把血细胞等有形成分拦截堵塞，凝结成胶冻状的凝血块。有的人血小板的数量太少，或血液中缺乏某些凝血因子等成分，皮肤破损后会流血不止。由于牙龈黏膜和鼻黏膜处于外表，比较脆弱，所以更多表现为牙龈出血和鼻出血。难怪他最近牙龈出血明显呢！

血液成分大都首先由骨髓产生，发育成熟后进入骨髓储备池中，陆续释放进循环系统，保证足够的红细胞携带氧气、足够的白细胞进行组织防御并免受"外来攻击"，同时有足够的血小板保障正常的凝血，各种成分维持着我们的健康状态。血液系统出现问题往往会产生血细胞不足或者释放大量不成熟的血细胞进入循环，其中最有名的就是白血病了，一旦发生就会使我们身体出现各种不同表现，如凝血功能障碍、发热、感染、贫血等。

那么首先要排除血液系统疾病。肝脏是人体内多种凝血因子的主要合成场所，肝脏功能障碍也会引起凝血因子合成障碍，导致凝血功能不良，凝血时间延长，患者容易发生出血倾向。另外，肝硬化以后引起的门静脉高压将传导至回流的脾静脉支，直接导致脾窦瘀血并逐步功能亢进。而脾脏一个重要功能就是滤过体内"废旧老化"的血液细胞，脾脏功能亢进时将产生过于强大的滤过功能，直接导致不该被淘汰的血细胞被直接破坏掉，循环中的血细胞数量就会明显减少，但质量没有明显变化，这点倒是不同于血液系统疾病的改变。

想着这些，就继续追问了患者一些问题，得到的回答是最近一切安好，没有发热，关节没有酸痛，皮下没有淤血，饮食起居无异常，大小便也没异常。看来不像血液系统疾病，那么跟喝酒相关吗？

喝酒喝得肝都变硬变小了，怎么脾还大了呢？

❖肝硬化脾亢

B超提示肝脏硬化轻度萎缩，脾脏中等程度增大，还好没有腹水。甲型肝炎、乙型肝炎（简称"乙肝"）指标都没有异常。肝功能里 ALT 和 AST 轻度升高，而 GGT 升高了足足 3 倍，肝脏合成的代表指标前白蛋白却只有正常的一半。GGT 中度增高反映了肝脏炎症情况，起码说明最近 2 天内他肯定喝酒了。患者因为长期喝酒导致的酒精性肝硬化。现在血常规和凝血功能都受到了影响，应该跟肝硬化导致脾脏功能亢进有关。

"脾功能……亢进？""患了肝硬化，许多肝细胞消失而被纤维组织代替，肝细胞的正常排列被纤维化打乱了，与管道之间的精密联系也被破坏了。回流到肝内的脾脏血液，受到肝脏硬化以后门静脉压力增高的影响会明显减慢，脾脏内小的单位——脾窦内大量瘀血就导致脾脏肿大了。由于脾脏不影响其他器官的血流，所以发生脾大一般不必太过于担心，早期轻度增大的脾脏对健康并无大碍。但您爱人没有定期体检，所以一直不知道自己的问题，导致肝脏持续硬化改变，脾脏越来越大，功能也就越来越亢进，直接导致把自己正常的血细胞特别是血小板在脾内被'吃掉'了，这样凝血也就出现了问题，所以他最近牙龈出血会比较明显。"我也迅速初步算了一下肝功能评分："您爱人现在肝功能评分还在 A 级，也就是代偿范围内，暂时不需要特殊治疗，定期门诊检查就可以了，但绝对不能喝酒了！""还有，待会儿开点降低门静脉压力的药物给你。你的前白蛋白偏低，虽然白蛋白正常，说明你的肝脏这个化工厂合成能力明显下降，代偿能力也明显下降了，一定要注意加强优质蛋白饮食，多吃点蔬菜水果，适当锻炼，避免熬夜，注意休息！""另外，凝血功能和血小板都有异常，很容易皮肤、黏膜等碰破后出血止不住，所以一定避免碰伤，即使小的磕碰也要当心。还有注意饮食避免一些过干过硬的食物，防止食管和胃的一些小血管破裂。""下次体检时记得检查胃镜和弹力纤维图！"血小板如此低，一定要充分评估门静脉高压程度，必要时需要胃镜和增强 CT 结合评估，毕竟还需要考虑一旦血小板过低就是脾功能严重亢进，可能就需要外科干预了。

第五章 沁入「肝脾」

酒精对肝脏及肝硬化的影响

第六章

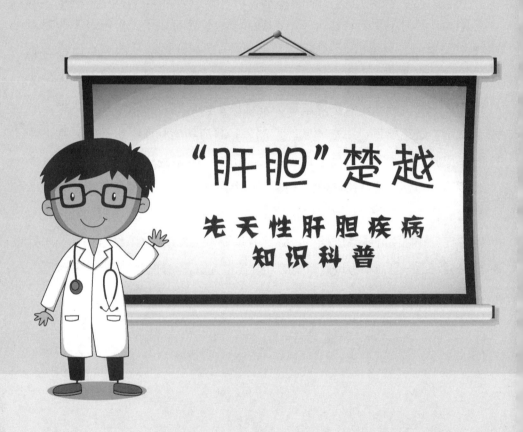

"肝胆"楚越

先天性肝胆疾病
知识科普

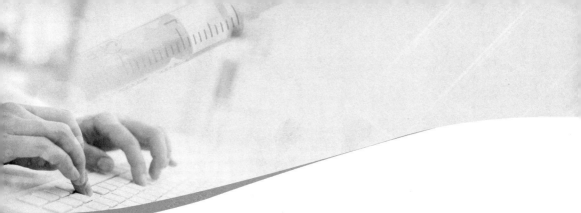

怀念大学同学

❖父亲因孩子先天性胆道闭锁而抑郁自杀

曾听说过这样一个故事：某年轻人是个天南海北能侃一整天的人，性格绝对具有北方人的爽朗，喝起酒来也是豪放派。然而，由于婚后所生孩子患有先天性胆道闭锁，该年轻人照顾孩子由起初的筋疲力尽至最后的心灰意冷，最终选择了自杀。

实际上，先天性胆道闭锁是一种肝内外胆管因炎症、纤维化出现阻塞，并导致胆汁淤积性肝硬化而最终发生肝衰竭的疾病。存活着的新生儿中发病率为 1∶14 000~1∶8000。未能及时治疗或手术未达到理想的胆汁引流患者，肝损伤逐渐加重，最终进展为肝硬化，除非肝移植治疗，否则 2 岁内便会死亡，这对父母的煎熬确是无时无刻的。发病的机制在于肝内外胆管的发育与来源不同，肝外胆管来源于胚胎发育早期的前肠内胚层，而肝内胆管来源于胚胎期的肝母细胞，二者在胚胎期第 11~12 周开始在肝门区汇合，形成完整的胆管系统。具体是什么原因导致胆道炎症、纤维化直至闭锁，目前还不是很明确，现有先天性发育不良、血运障碍、病毒炎症、胰胆管连接畸形、胆汁酸代谢异常、免疫等诸多学说。总之，两种不同来源的胆道系统本应该在肝门区顺利汇合受到了阻挠，直接引起肝门区纤维化和胆道的不同闭锁。

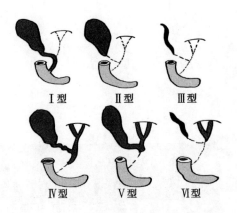

Ⅰ型　　Ⅱ型　　Ⅲ型

Ⅳ型　　Ⅴ型　　Ⅵ型

■ 先天性胆道闭锁

　　胆道闭锁根据病因可分为不同的类型，其中一种是综合征型胆道闭锁，常合并内脏转位等，预后较差。还有一种孤立型胆道闭锁，是最常见的类型。胆道闭锁的典型表现是持续性黄疸、茶色尿和白陶土样大便。患儿多是足月产，大多数出生时粪便色泽正常，一般在出生后2~3周黄疸逐渐显露，如果出生后最初几天就出现黄疸往往容易误诊为生理性黄疸，粪便颜色逐渐变浅直至成为无胆汁的陶土样灰白色。尿的颜色一直较深，比较容易引起家长的注意。黄疸通常不消退并且逐渐加深，皮肤变成金黄色直至暗褐色。肝大，质地坚硬。脾脏早期很少扪及，如扪及肿大的脾脏，可能是随着疾病的发展产生了门静脉高压症。在患病初期，患儿全身情况尚良好，会有不同程度的营养不良，导致身长和体重不足；疾病后期可出现各种脂溶性维生素缺乏现象，如维生素D缺乏可伴发佝偻病串珠等。另外，由于血流动力学状况的改变，甚至可以听到心脏杂音。

　　由于新生儿黄疸病因众多，包括生理性黄疸和病理性黄疸，而病理性黄疸包括胆红素生成过多，常见的有红细胞增多症、血管外溶血、同族免疫性溶血、感染、肠肝循环增加、红细胞酶缺陷、红细胞形态异常、血红蛋白病、维生素E缺乏等；肝脏胆红素代谢障碍，常见的有缺氧和感染、先天性非溶血性胆红素增高症、先天性尿苷二磷酸葡萄糖醛酸基转移酶缺乏、家族性暂时性新生儿黄疸、药物、先天性甲状腺功能减退、垂体功能减退、21-三体综合征等；胆汁排泄障碍，常见的有新生儿肝炎、先天性代谢性缺陷病、胆管阻塞、先天性非溶血性结合胆红素增高症等。正是由于缺乏敏感、准确的检查手段，很多患儿不能得到及时的治疗，直接导致预后不理想。也有研究表明，快速、准确地诊断和治疗可以改善患儿的预后，因此如何在生命早期尽早进行该病的筛查和诊断就成了最大的挑战。目前，新生儿胆道闭锁筛查手段主要有大便比色卡和足跟血片质谱胆红素检测。术前诊断方法主要为肝穿刺病理活检和十二指肠引流液检测，实验室血清标志物为基质金属蛋白酶-7（MMP-7）、GGT。胆道闭锁时，血清总胆红素增高，另外，碱性磷酸酶的异常高值对诊断也有参考价值，而GGT高峰值高于300IU/L呈持续性高水平或迅速增高状态。

在影像学检查方面，术中胆道造影是诊断胆道闭锁的金标准，但该检测方法创伤大，不易推广应用。发现胆道闭锁的胆道造影情况如下：仅胰管显影或发现胰胆管合流异常，胰管与胆管均能显影，但肝内胆管不显影，提示肝内型胆道闭锁。而作为一种无创的胆道闭锁辅助检查手段，超声检查更为常用。有经验的超声医生往往能通过超声结果判断出胆道狭窄的存在，其中肝门区三角条索征、胆囊未见或者缩小是最准确且被接受的特征。磁共振胰胆管成像（MRCP）对胆道闭锁的诊断不如超声准确。ERCP也被应用于胆道闭锁的诊断，但从经济、安全性、时效性及预后等方面考虑，ERCP和MRCP在临床实际中都没有常规使用。胆道闭锁的其他辅助诊断包括应用一种特殊放射线核素^{99m}锝-亚氨基二乙酸（HIDA）做肝胆系统的扫描，以有效地排除胆道闭锁，但设备数量相对较少、检查准备时间长等造成检查耗时，会延误治疗时机。使用核素扫描时如果存在其他原因引起的晚期胆道闭锁或肝实质疾病，会影响核素延迟摄取和无肠道排泄，降低胆道闭锁的检出率。对于熟悉胆道闭锁的小儿病理学专家，经皮肝穿刺活检诊断的准确率达 90%～95%。病理学诊断胆道闭锁的肝组织病理改变，主要根据不同程度的肝细胞胆汁淤积、汇管区水肿、胆小管增生、纤维化及炎性细胞浸润。其中，汇管区水肿、胆小管增生及纤维化程度与非先天性胆道闭锁婴儿的胆汁淤积症有显著差异。

一旦诊断明确，胆道闭锁首选的治疗方法为肝门空肠吻合术，也就是大名鼎鼎的"葛西术"。多数观点认为，葛西术的最佳时机是出生后 60 天以内，患儿年龄越小越好，目的是尽早重建胆汁引流。通常肝功能检测结果至少在术后 3～4 周内不会改善，约 2/3 患儿大便颜色在术后 10～14 天内逐渐改善。在胆汁引流患儿中，约 50% 能持续引流胆汁，最后基本痊愈。影响葛西术成功的因素包括患儿年龄、手术时肝损伤程度、外科医生手术经验及器械设备水平。若葛西术后前 3 年能完全清除黄疸并且保持正常水平，其肝脏到达成人期的机会能有 80%。

成功的葛西术可使患儿获得长期应用自体肝生存的机会。但对未能及时治疗或手术未能达到理想的胆汁引流的患儿，或者虽然手术成功但术后没能完全清除黄疸甚至出现肝脏并发症的患儿，肝损伤将逐渐持续加重，持续的炎症和创伤会导致门静脉高压症等并最终进展为肝硬化甚至肝衰竭，多会在 2 岁内死亡或需要肝移植治疗。虽然及时行葛西术可以提高自体肝的长期生存率，但研究表明，胆道闭锁患儿自体肝生存期达 20 年的概率仍然小于 50%，因此肝移植仍然是 70% 以上患儿的最终治疗方法，即肝移植是先天性胆道闭锁发展至终末期唯一有效的治疗手段。在年龄小于 18 岁的肝移植中，先天性胆道闭锁所占比接近一半，其中 1 岁以内所占比例高达 90%。葛西术后约 67% 的儿童在成人之前仍需要通过肝移植来救治，因此，葛西术是患儿在接受肝移植以前的一种过渡性治疗。通常认为，葛西术术后胆红素持续在 10mg/dl 以上和年龄 120 天以上肝脏已出现明显硬化，就需要及时进行肝移植治疗了。

目前，儿童肝移植在我国取得了快速发展和较好的预后效果。

需要处理的"胆管囊肿"

❖先天性胆管囊性扩张症诊治介绍

"哟，小柔柔回来啦！"柔柔是一位特别文静且听话的 6 岁女孩子，上一次住院是因为突发上腹部剧痛伴发热，在 B 超检查发现胆总管扩张明显，经过 MRCP 进一步确诊是我们以前说的"胆管囊肿"。由于当时肝功能检查明显异常，诊断合并急性胆管炎发作，所以只能暂时抗炎保肝对症治疗，好转后出院回家休养。现在距离出院过去差不多 3 个月了，今天是回来手术的。

胆管囊肿其实也是大名小名不断，有叫"先天性胆总管囊肿"的，也有叫"胆管囊性扩张症"的，但都表现为一种由不同部位胆道扩张引起的疾病，既可在婴幼儿时期发病，也可发生于成年期。发病原因复杂，既有先天遗传因素，也有解剖因素如胰胆管合流异常，还可能与胃肠道神经内分泌、胆管上皮异常增殖，以及病毒感染、妊娠、胆管炎症等有关。发病人群中亚洲人最常见，尤其是女性多见。

胆管囊肿虽然是胆管囊状扩张这样的良性改变，但由于容易合并较多并发症，而且还存在癌变风险，它的总体恶变风险 10%～30%，而且风险随着年龄的增长而增加。10 岁以前患有胆管囊肿的儿童恶变率小于 1%，20～30 岁患者恶变率就大于 10% 了，所以早期诊断和治疗是非常重要的。临床上我们看到的典型"三联症状"是右上腹痛、可触及的腹部肿块和黄疸。其实，在有症状的患者中，也仅有20%～30%会出现典型的症状，而另外的患者仅表现三种症状中的一两种。约80%的患者10岁前就表现出临床症状。新生儿主要表现为梗阻性黄疸和腹部包块，而成人则容易表现为腹痛、发热和恶心。胆管囊肿引起的胆汁淤积还可导致反复发作的胆管炎、胆总管结石、胰腺炎、胆囊结石、胆囊炎和胆汁淤积性肝硬化、门静脉高压症等。小柔柔就是因为发作急性胆管炎才住院治疗，从而进一步确诊的。

目前，对于胆管囊肿的诊断依靠影像学检查如B超、CT、MRCP。彩超检查是筛查的最常用方法，腹部超声是胆管囊肿最常用的影像学检查，优点是安全无创、结果可靠，尤其适用于儿童患者，并可用来区分其他腹部囊性实体如胰腺假性囊肿、肾囊肿和肝囊肿等，但容易受肠管气体干扰。超声内镜则可避免肠管气体干扰，经十二指肠球部和降部肠管内直接扫描肝门部胆总管下段，可清楚看到胰胆合流部及病变的胆管，但效果仍不能和胆道造影相媲美。CT检查可以很好地显示病变胆管大小、形态和范围，并且能够显示与周围结构的关系及是否存在并发症，但对于胆管形态的显示效果要差于MRCP检查。增强CT检查是诊断胆管囊肿癌变的重要依据。ERCP和经皮肝穿刺胆道造影（PTC）对肝内胆管结构显示清晰，但因其有创性，大多数情况已经被MRCP代替。随着MRCP无创成像逐渐普及，已逐步取代直接胆管造影，成为胆管囊肿诊断中的首选方式。MRCP对胆管囊肿的诊断和分型具有高敏感度（70%～100%）和特异度（90%～100%）。MRCP可以清楚显示胆管树全貌和胰胆合流部异常，是目前最有价值的方法。术中联合胆道镜检查能够提高诊断准确率，有效减少术后并发症。现在借助计算机三维重建的可视化技术可以立体显示肝脏三维图像，通过不同角度和方位旋转观察，明确病变胆管形态和分布范围，显示受累胆管范围、扩张程度及胆管与肝动脉、肝静脉、门静脉的关系，提高手术精确度和安全性。

目前，胆管囊肿分型方法较多。根据发生部位可分为肝内型、肝外型及混合型；根据扩张胆管数目，可分为单发型、多发型或局限型和弥漫型；根据患者发病年龄，可分为婴幼儿型和成人型。目前，国际上较为常用的是托丹尼（Todani）教授提出的 Todani 分型和我国董家鸿院士提出的董氏分型。董氏 A 型表现为肝脏周围胆管扩张，即 Caroli 病；B 型中央肝管扩张；C 型仅累及肝外胆管的胆管扩张症，包括 Todani Ⅰ型、Todani Ⅱ型和 Todani Ⅳb 型；D 型中央肝管与肝外胆管同时受累，包括 Todani Ⅳa 型。

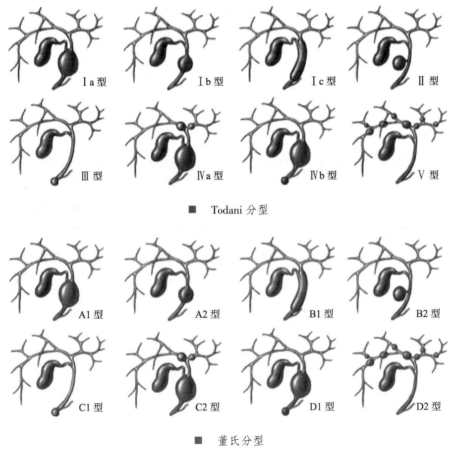

Ⅰa 型　　　Ⅰb 型　　　Ⅰc 型　　　Ⅱ 型

Ⅲ 型　　　Ⅳa 型　　　Ⅳb 型　　　Ⅴ 型

■ Todani 分型

A1 型　　　A2 型　　　B1 型　　　B2 型

C1 型　　　C2 型　　　D1 型　　　D2 型

■ 董氏分型

图片来源：中华消化外科杂志。

治疗是在"彻底切除病变胆管、去除继发病变和重建高质量的胆肠通路"的原则下选择相应的手术方式。柔柔经过术前 MRCP 诊断属于董氏 C 型，我们根据分型治疗原则选择了腹腔镜下肝外病变胆管切除+肝肠吻合术治疗，手术非常顺利，基本没有出血，术后恢复也特别好。

目前，精准肝胆外科技术的应用拓宽了肝切除术治疗胆管扩张症的适应证，不仅用于单侧肝叶病变，而且开始用于治疗在过去被视为不适于肝切除的双侧肝叶胆管受累病变。肝内胆管明显扩张或狭窄、肝内胆管结石或实质萎缩的患者可从肝切除术中获益。肝叶切除可治疗单侧 Caroli 病。弥漫性 Caroli 病伴反复胆管炎、肝衰竭、肝硬化、门静脉高压症或恶性疾病，就需要原位肝移植治疗了。对可切除的胆管囊肿癌变患者，还是应该积极争取根治术，以期改善术后生命质量及生存时间。

过激的免疫伤害了自己的"小·心·肝"

❖自身免疫性肝病

我们的身体为了对抗"外来侵略"形成了一整套由各种淋巴细胞、免疫细胞（T 细胞、B 细胞、浆细胞等）和因子组成的自身免疫系统。但在自身免疫系统无法正确识别或者反应过激的情况下，就会发生一些自身免疫性疾病，出现"自己人打自己人"的现象。当这些自身免疫性疾病发生在肝脏上时，就是自身免疫性肝病。当患有自身免疫性肝病时，自身免疫部队攻击的是自己的肝细胞和/或胆管上皮细胞，从而导致慢性炎症损伤。成人的自身免疫性肝病主要包括自身免疫性肝炎（AIH）、原发性胆汁性胆管炎（PBC）、原发性硬化性胆管炎（PSC）和免疫球蛋白 G4（IgG4）相关性硬化性胆管炎（IgG4-SC），任意两者同时出现则被称为重叠综合征。儿童则包括 AIH、自身免疫性硬化性胆管炎（ASC）、肝移植后新发自身免疫性肝炎（de novo AIH）。

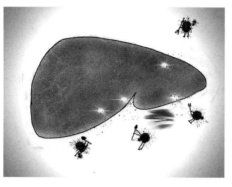

■　AIH 示意图

　　成人 AIH 中免疫细胞主要的攻击对象是肝细胞，主要表现为转氨酶和 IgG 水平升高及自身抗体阳性。儿童 AIH 更有侵袭性，以女童多见，表现为血液转氨酶升高，IgG 和/或 γ-球蛋白增高，血清自身抗体阳性。无论是成人还是儿童的 AIH，都没有典型特异性临床症状表现和相关生化指标。儿童诊断需要排除其他相关肝病以后才能作出诊断，如乙肝、丙型肝炎、戊型肝炎、肝豆状核变性（Wilson 肝病）、非酒精性脂肪性肝炎、药物性肝病等。治疗上可以使用糖皮质激素，使患者治疗后生存期更长。儿童患者多进展迅速，但对免疫抑制剂应答敏感，一旦确诊应立即开始使用。如果不及时治疗会进展成为肝硬化、肝衰竭，那么就必须采用肝移植治疗了。对于儿童患者，出于对激素副作用的考虑，可能出现擅自停药导致复发的现象，实际每日小剂量激素更能有效控制病情，降低不良反应，而且不会影响最终身高。标准治疗方案单用泼尼松龙（或泼尼松），85% 患者最终都需要加硫唑嘌呤。吗替麦考酚酯对于难治性儿童患者是一种有前景的药物。

　　PBC 是我们的免疫细胞对小叶间胆管进行攻击导致的，特征包括血清抗线粒体抗体阳性、肉芽性小胆管炎、非化脓性小胆管炎和淋巴细胞性小胆管炎，建议定期检查血清生化指标。

PSC 和 IgG4-SC 共同特点为对患者肝内外中等胆管及患者大胆管产生的影响最大，具有发病隐匿及进行性发展成为肝衰竭或肝硬化等严重肝病的特点，常并发炎性肠病。该病的临床观察难点在于胆道肿瘤或结肠癌风险不断升高，且无法进行准确预测。内镜胆道造影技术对该疾病的诊断效果显著，临床应用较多。随着胆管造影的应用，儿童 ASC 的确诊率逐渐增加，治疗方案包括泼尼松龙±硫唑嘌呤+熊去氧胆酸。IgG4-SC 相对来说发病较晚，大部分患者在 50 岁左右才能被检查出。在影像学检查方面，该疾病与 PSC 和胆管癌等具有相似的临床表现，因此误诊率相对较高，治疗以手术治疗为主。

儿童 de novo AIH 最常见的组织学特征是小叶性肝炎，通常无界面炎或显著浆细胞浸润。儿童 de novo AIH 对传统抗排斥治疗无应答，只有对 AIH 的经典治疗有效。单用泼尼松龙、泼尼松龙与硫唑嘌呤联合治疗，可以取得很好的疗效。激素在儿童 de novo AIH 的维持治疗中很重要，应用激素治疗的患者病情都没有进展，而无激素治疗的患者都发展成肝硬化甚至死亡或者需要再移植。

当我们肝脏受到自身攻击时，还是应该及早发现，及早开展激素为主的治疗，延缓炎症的发展，尽可能保护好我们的"小心肝"。

第七章

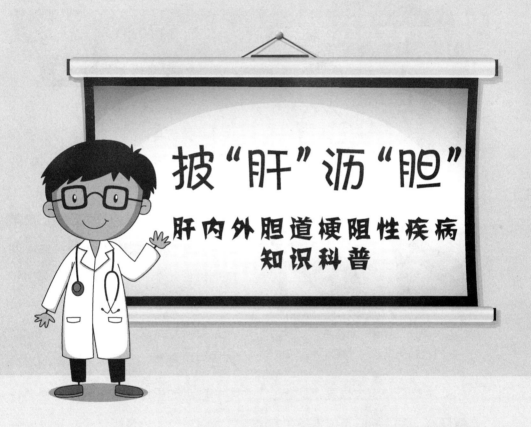

披"肝"沥"胆"

肝内外胆道梗阻性疾病
知识科普

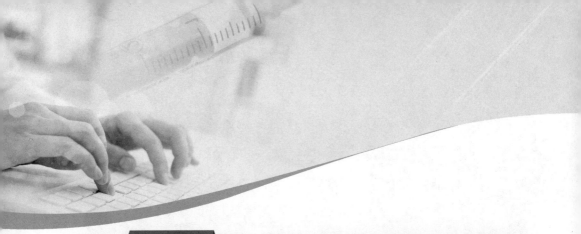

后半夜的急诊，终生难忘的腹痛

❖胆绞痛

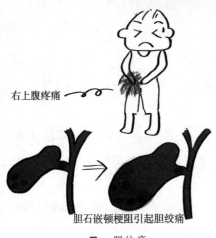

右上腹疼痛

胆石嵌顿梗阻引起胆绞痛

■ 胆绞痛

"大夫，救救我吧！"一位满头大汗半蜷着身体的中年男人在身旁女人的搀扶下缓缓进入急诊外科诊室，只见他双手紧紧按压着上腹部。

这是典型的急腹症！急腹症是指腹盆腔和腹膜后组织或脏器发生急剧的病理变化产生以急性腹痛为突出表现，同时可伴有全身反应的一大类疾病。急腹症起病急，病情进展急速，病因复杂多样，需要医生短时间内作出初步判断和相应处置，是急诊工作中的难点和重点。常见病因包括急性胃肠炎、急性胰腺炎、胃肠憩室炎、急性阑尾炎、急性胆囊炎、急性胆管炎、急性盆腔炎、输尿管结石、消化性溃疡穿孔、肠梗阻、卵巢囊肿扭转、睾丸扭转、糖尿病酮症酸中毒、心绞痛等，以及血管性疾病导致的如腹主动脉瘤、肠系膜动脉缺血、主动脉夹层破裂等，还包括重金属中毒导致的腹痛等。我让这个疼得满头大汗的中年男人躺到了诊室的检查床上。看得出，他躺下也很痛苦。边让他解开衣服边简单询问了一下有无胸闷、心悸，有无恶心、呕吐，有无血尿，有无尿频、尿急、尿痛，有无停止排气、排便，工作环境有无特殊，接着就询问一下既往有无相同病史，有无其他疾病史，这次疼痛与进食有没有关系等。患者艰难地回答着我的问题，旁边的女人补充说今天晚上吃了 2 个蹄髈，可能吃撑着了。我思考着吃那么油腻的东西是引发了急性胃肠炎还是急性胆囊炎，抑或是消化道穿孔。患者的腹部平坦，但有明显的压痛，这点和血管性疾病所谓的"症状体征分离"不同。血管性疾病导致的急腹症患者中往往主诉疼痛剧烈而压痛反而不明显，这个患者的压痛主要集中在右上腹和剑突下方，其他地方还好。关键是，急性胆囊炎最典型的特点是墨菲征阳性，肝区还有轻度叩击痛，肾脏周围没有叩痛，肠鸣音正常。大概率应该是胆绞痛了。胆囊与其他内脏一样，受交感与副交感两种自主神经支配。交感神经使胆囊平滑肌松弛，副交感神经则使平滑肌收缩。人体在白天以交感神经兴奋为主，到了夜间则以副交感神经兴奋占主导地位。而且夜间人体仰卧，胆囊底朝上，颈朝下处于最低位置。胆囊里的结石由于重力关系，很容易滚到胆囊壶腹附近，当副交感神经兴奋时，胆囊平滑肌收缩更容易将结石挤到胆囊颈引起嵌顿，这样又将继续导致平滑肌再次强烈收缩，于是周而复始就产生了剧烈上腹痛——胆绞痛，而高脂肪饮食正是一种使平滑肌强烈收缩的催化剂。对于胆绞痛首选的检查还是 B 超，同时还可以排除输尿管结石等一系列疾病，也可以把血常规、C 反应蛋白等常规评估炎症程度的指标一并检查了。

我刚把急诊病历书写完毕，就等来了患者的检验报告。果不其

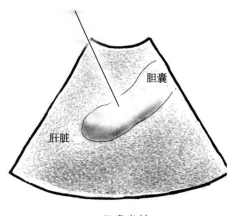

■ 胆囊穿刺

然，胆囊增大明显，周围少量渗出，颈部一枚结石嵌顿。通常胆绞痛患者突然发病，出现右上腹部痛或上腹疼痛，轻重不一，重者疼痛难忍，痛得打滚，呻吟不止，面色苍白伴大汗；多为间歇性绞痛，也可为持续性痛，疼痛可向右肩或左上背部放射，可伴恶心、呕吐。典型者常伴有发热、右上腹压痛、肌紧张、墨菲征阳性。白细胞计数通常有不同程度的升高，可以根据白细胞计数及分类判断患者急性感染的程度。C 反应蛋白、降钙素原可作为常用的急性炎症指标判断轻重程度。腹部超声是应用最广泛的影像学检查，常作为临床怀疑急性胆囊炎的首选影像学检查方法，并能诊断胆囊坏疽穿孔。当然，在条件允许情况下，CT 可以更好地观察胆囊周围的情况。磁共振检查可利用水成像技术，对观察胆道系统有无结石具有独特优势，但急诊确实不太适用。另外，还是要检查心电图排除一下不典型的心绞痛。检查结果显示我的判断准确无误，立即请急诊外科医生开具缓解胆绞痛的药物，如解痉的阿托品、间苯三酚、山莨菪碱等和镇痛的哌替啶、曲马朵等其中之一。但必须提醒的是，决不能使用吗啡，那会导致胆囊颈部痉挛持续的。不一会儿患者疼痛明显缓解，但右上腹仍有明显压痛，还是收住院观察一下，另外还需要检查肝功能，防止胆囊结石排入胆总管引发急性胆管炎，如果还不缓解，就只有急诊手术或者胆道引流治疗了。

对于胆囊管堵塞和细菌感染引起的胆囊急性炎症，在一般支持和抗生素应用的情况下，应首选腹腔镜胆囊切除术治疗。我们遇到部分高龄合并多系统慢性病因，以及妊娠中期尽可能避免手术对胎儿的干扰时，胆囊颈部结石嵌顿或胆囊水肿腔内压力增高抗感染等保守治疗失败，行 B 超引导下经皮经肝胆囊穿刺引流术（PTGD），也不失为一个在控制损伤情况下可以解决梗阻的办法。

如果血液检查结果提示肝功能异常，就可能是急性胆管炎了。虽然急性胆管炎典型的临床表现是"Charot 三联征"，即腹痛、发热、黄疸，如果合并休克表现和神经系统意识障碍则被称为"雷诺五联征"。随着抗生素手段的加强，典型的特点越来越少了，但影像学检查手段却越来越先进，目前都允许采用 MRCP 检查，此法对于胆道结石的发现具有更高的敏感性，还可以发现胰胆管系统的解剖变异。ERCP 是一种有创检查，但可以在检查的同时进行治疗，对重度急性梗阻性胆管炎患者更应该尽早实施包括 PTCD、内镜下经十二指肠乳头胆管引流在内的胆道引流方式。

早上起来查房，发现昨天夜里胆绞痛的患者腹痛已经明显缓解了，但查看一下巩膜，眼球黄染还是出现了，估计有石头掉入胆总管，但目前没有完全梗阻，否则还是会有胆绞痛症状的。那就继续抗炎、保肝治疗，等待 MRCP 检查吧。

不痛不痒的黄疸，却是可怕的"杀手"

❖ 外科阻塞性黄疸

第一个患者陈先生进来。55 岁？因为陈先生全身黄疸很深，尤其是面色甚至有些晦暗，走路慢吞吞的，年龄自然看上去至少大 10 岁。陪他进来的中年妇女不断穿插叙述陈先生的情况："大夫，你说他怎么就黄成这样了呢？以前可壮实得跟头牛一样。本来在村里挂水，说肝不好，把肝治好就行了，结果才一个礼拜就黄成这样了。"原来陈先生大概 10 天前开始发现小便深黄像浓茶一样，当时就以为是干活喝水少了，也没当回事。结果很快小便颜色开始逐渐加深像酱油一样了，身上、眼睛也都迅速发黄，而且全身瘙痒明显，尤其到了夜里会痒得睡不着。但奇怪的是，陈先生除了稍微感觉干活比以前乏力以外，竟然没有其他不适感，所以就在村卫生室当作肝炎挂水保肝治疗，结果根本没有效果，村卫生室立马催促他到市里大医院来看看。从他皮肤、巩膜黄染的颜色，不像肝炎导致肝细胞损害引起的"阳黄"性黄疸，也就是没有肝细胞性黄疸那么较鲜明的"亮"，而更类似胆管梗阻以后出现的阻塞性黄疸——中医谓之"阴黄"，这是我们肝胆胰外科最常见的黄疸类型。所以顺理成章地就势询问了大便情况。果不其然，陈先生大便已经呈现灰白色了，典型的胆汁排泄障碍导致的症状。

黄疸是由于血清中胆红素升高致使皮肤、黏膜和巩膜发黄的症状和体征。正常血清总胆红素为 $1.7 \sim 17.1\mu mol/L$，胆红素在 $17.1 \sim 34.2\mu mol/L$ 时往往不易被察觉，称为隐性黄疸，当数值超过 $34.2\mu mol/L$ 时就会出现明显可见的黄疸了。而在肝胆胰外科最担心的正是这种所谓"无痛性的黄疸"，因为对于 45 岁以上人群来说，大概率就意味着肝胆胰系统恶性肿瘤的发生了。在把陈先生赶紧收住院以后，检查肝功能总胆红素已经达到 $330\mu mol/L$，而直接胆红素是 $218\mu mol/L$。当直接胆红素超过总胆红素值的一半时，就可以判断是梗阻导致的黄疸了。另外，ALT、AST、GGT、ALP 也都明显升高，尤其是代表胆道功能异常的 GGT 升高明显。确认胆道梗阻无疑后就需要判断梗阻部位了，低位梗阻常见于胰头癌、胆总管下段癌及壶腹癌，高位梗阻主要是肝门部胆管癌，也可以是因为胆囊癌或肝内胆管癌侵犯所致，当然还要排除炎性、免疫性等良性狭窄可能。对于良恶性肿瘤的鉴别，肿瘤标志物一定不能少。肿瘤标志物是一种特征性存在于恶性肿瘤细胞内，或者由恶性肿瘤细胞异常产生的物质，抑或是宿主对肿瘤的刺激反应而产生的物质，基本能够反映肿瘤发生、发展，常常用来监测肿瘤对治疗的反应与复发情况。这些肿瘤标志物往往存在于肿瘤患者的组织、体液和排泄物中，能够用现有的实验室检测方法检测到。对于涉及胆道系统恶性梗阻的肿瘤标志物主要包括糖类抗原（CA）125❶、

---

❶ CA125，又称癌胚抗原 125，是存在于卵巢癌细胞核一些正常组织细胞表面的蛋白质，也是抗原类蛋白的一种，与多种癌症的发生相关。

CA50❶、CA19-9❷、甲胎蛋白（AFP）、癌胚抗原（CEA）等，但由于炎症情况下也会出现其中几种的异常，所以还需要结合影像学 B 超、增强 CT、增强磁共振和 MRCP 来进一步明确和鉴别。

B 超可以显示狭窄近端胆管扩张和判断大致的狭窄部位，对一些肝内胆管癌、肝门胆管癌、中段胆管癌及胆囊癌可以起到大概判断的作用，但在胆管狭窄原因和预后方面准确性较差。增强 CT 在区分良恶性胆管狭窄方面具有明显优势，还在发现恶性胆管狭窄的转移灶、狭窄原因及并发症方面具有明显的优势，也是外科医生手术常规依赖的研判方法。现在一些增强 CT 数据通过计算机三维重建的可视化技术，还可以立体显示肝脏三维图像，通过不同角度和方位旋转观察，通过对比明确病变胆管形态和分布范围，显示受累胆管范围、扩张程度及胆管与肝动脉、肝静脉、门静脉的关系，可以进一步帮助提高手术的精确度和安全性。MRCP 临床也广泛应用于胆管狭窄部位的判断，ERCP 则常用于胆管狭窄的术前评估，同时对需要减黄的患者进行胆道引流治疗，有条件还可以行细胞组织学诊断。内镜超声（EUS）作为一种安全有效的诊断胆管狭窄的方法，超声探头插入胆管，可发现 CT 上不可见的恶性肿瘤引起的胆管狭窄或梗阻。这些基本都是"无痛性黄疸"出现时必不可少的检查诊断办法和手段。

陈先生经过增强 CT 和 MRCP 判断属于典型的高位胆管梗阻，也就是肝门胆管癌，且肿瘤向右侧肝内沿胆管支生长，而三维重建显示右侧门静脉支受累及，左侧胆管支分叉处没有肿瘤生长表现。肝胆胰恶性肿瘤导致的梗阻不同于一些化疗敏感肿瘤，目前由于缺乏效果显著的放化疗和靶向治疗及免疫治疗手段，所以只要符合手术治疗指征，还是应该首选手术切

---

❶　CA50，肿瘤标志物，主要用于胰腺癌，结、直肠癌，胃癌的辅助诊断和监测肿瘤进展。

❷　CA19-9 是胰腺癌，结、直肠癌，胆囊癌的相关标志物。大量研究证明 CA19-9 浓度与这些肿瘤大小相关，是至今报道的对胰腺癌敏感性最高的标志物。

除治疗。当然，根据具体部位存在不同的手术方法，也存在着腹腔镜手术和开腹手术的区别，但总的来说还是以根治肿瘤为第一目的。如果患者年龄大、全身情况差及梗阻时间长且无法耐受根治性手术时，就需要进行术前减黄治疗。减黄常用的方式主要有 3 种，分别是 PTCD、内镜下鼻胆管引流术（ENBD）和内镜下胆管支架引流术（ERBD），当然还需要根据患者情况和手术需要来选择。

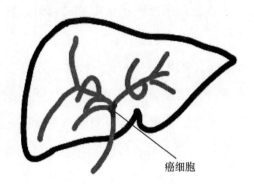

癌细胞

■ 肝门胆管癌

无论低位胆管梗阻还是高位胆管梗阻，若仅行姑息性手术如胆肠吻合就不需要术前减黄。但陈先生从影像学检查判断需要进行右侧半个肝脏的切除联合淋巴结清扫，同时还要做胆管和肠道的重建，所以综合目前最新的规范性要求，对于血清胆红素水平大于 $200\mu mol/L$ 且同时需要大范围肝切除（切除肝叶大于全肝体积 60%）或伴有胆管炎或营养不良或需做选择性门静脉栓塞的肝门部胆管癌患者，还是应该考虑给予术前胆管引流。因为胆道梗阻引发肝功能不全，长时间还会引起肝细胞本身的损害，所以梗阻时间长伴反复胆道感染的患者，即使血清胆红素降至正常，肝功能也未必完全恢复，更何况需要切除大块范围肝脏组织呢！无论术前减黄是通过行经皮的 PTCD 还是经鼻的 ENBD，都要进行胆汁回输，只有患者喝下或者经过鼻肠管回输了胆汁，才能真正恢复胆汁的肝肠循环，更快地改善肝功能、保护肠黏膜屏障、缩短胆道引流时间、快速改善营养状况。同时，还应鼓励患者服用含乳酸杆菌、双歧杆菌等益生菌的合生元，来改善患者的消化功能和提高免疫力。

陈先生经过 PTCD 减黄等一系列措施治疗，在半个多月后血清总胆红素降至 $34.2\mu mol/L$ 以下，体重恢复到平日状态，按照术前既定计划顺利实施了大块肝脏切除联合淋巴结清扫及肝肠吻合手术。

此"黄"非彼"黄"

❖ 非阻塞性黄疸

正常血液循环中衰老的红细胞破坏后降解出血红蛋白，在组织蛋白酶的作用下形成血红素和珠蛋白，血红素在催化酶的作用下转变为胆绿素，再被还原成胆红素，成为总胆红素的最主要来源。其余少量的胆红素来源于骨髓幼稚红细胞的血红蛋白和肝内含有亚铁血红素的蛋白质。这些胆红素由于没有与载体蛋白结合，所以被称为游离胆红素或非结合胆红素。由于非结合胆红素不溶于水，无法从肾小球滤出，所以尿液中不会出现非结合胆红素。当非结合胆红素与血清白蛋白结合而通过血液循环运输至肝脏以后，与运输用白蛋白分离而被肝细胞摄取，在肝细胞内再次与载体蛋白"装配"在一起形成结合胆红素。结合胆红素是水溶性的，可以通过肾小球滤过从尿中排出。结合胆红素经胆管排入肠道后，在回肠末端及结肠处被肠道细菌分解形成尿胆原。尿胆原大部分从粪便排出，称为粪胆原，成为我们粪便中颜色的来源；小部分则经肠道吸收，再次通过门静脉血回到肝内，其中大部分再转变为结合胆红素，又随胆汁排入肠内，形成胆红素的"肠肝循环"。而被吸收回肝的小部分尿胆原经体循环经由肾脏排到体外。以上构成了胆红素的生成和循环过程。所以临床门诊遇到的"无痛性黄疸"，除了胆道梗阻引起的梗阻性黄疸外，其实还有好多种原因，包括溶血引起的黄疸、肝细胞损害引起的黄疸、胆汁淤积良性疾病引起的黄疸和先天性非溶血性黄疸几大类。

因为血液循环中红细胞破坏后形成的胆红素是体内胆红素的主要来源，溶血性黄疸在内科性黄疸中比较常见。常见病因包括：第一，先天性溶血性贫血，如地中海贫血、遗传性球形红细胞增多症。第二，后天性获得性溶血性贫血，如自身免疫性溶血性贫血、新生儿溶血、不同血型输血后的溶血及葡萄糖-6-磷酸脱氢酶缺乏症（蚕豆病）、阵发性睡眠性血红蛋白溶血等。溶血性黄疸一般皮肤巩膜呈浅柠檬色而没有皮肤瘙痒，多会伴有一些相关临床表现如发热、寒战、头痛、呕吐、腰酸痛，并有不同程度的贫血表现和血红蛋白尿，而慢性溶血多在伴有不同程度贫血情况下合并脾大。

肝细胞损害引起的黄疸多由各种导致肝细胞严重损害的疾病引起，如病毒性肝炎、中毒性肝炎、钩端螺旋体病、败血症等。皮肤巩膜浅黄至深黄色，可伴有轻度皮肤瘙痒，往往合并肝脏原发疾病表现，如疲乏、食欲减退，严重可有出血倾向、腹腔积液、肝性昏迷等。

导致胆汁淤积良性疾病引起的黄疸分为肝内性和肝外性，表现类似于恶性胆管梗阻。肝内性因素常见于肝内胆管结石、寄生虫病、药物性胆汁淤积、原发性胆汁性肝硬化、妊娠期肝内胆汁淤积症等。肝外性因素常见由胆总管结石、狭窄、炎症、寄生虫等阻塞所引起。皮肤巩膜呈暗黄色，胆道完全阻塞者颜色呈深黄色，甚至呈黄绿色，常伴皮肤瘙痒，尿色深黄，粪便颜色变浅或呈灰白色。

先天性非溶血性黄疸则都是一些先天性疾病，需要跟先天性溶血性黄疸相区分。

溶血性黄疸一般程度较轻，慢性溶血性黄疸则会呈波动性，临床症状也较轻。肝细胞损害导致的黄疸与良性疾病导致胆汁淤积性黄疸鉴别有一定困难，直接胆红素与总胆红素的比值在 50% 以上多是良性疾病导致的胆汁淤积黄疸，肝细胞损害导致的黄疸往往转氨酶升高更明显。在此基础上选择适当的影像学检查、其他血清学试验甚至肝穿刺活组织检查，可以进一步帮助区分，伴随的症状对于黄疸的鉴别也有一定意义。急性胆管炎、肝脓肿、钩端螺旋体病、败血症及病毒性肝炎等常伴发热，病毒性肝炎、原发或继发性肝癌有时会伴有轻中度肝大，病毒性肝炎、钩端螺旋体病、败血症、肝硬化、各种原因引起的溶血性贫血常伴脾大，重症肝炎、失代偿期肝硬化等则常出现腹腔积液。

引发黄疸的疾病相对比较多，生活中千万不要疏忽。当然还有一类容易让我们误会的问题：如果进食过多的柑橘、南瓜等含叶黄素过多的蔬菜水果，也会出现"无痛性黄疸"。这个时候千万不要惊慌失措，因为这种黄疸多数以手心、脚心等处为主，往往没有巩膜的黄染，而且没有伴随症状，停止进食相关食物后很快消退。实在不放心就到医院做 B 超和肝功检查，看一下结果就可以鉴别了。

第八章

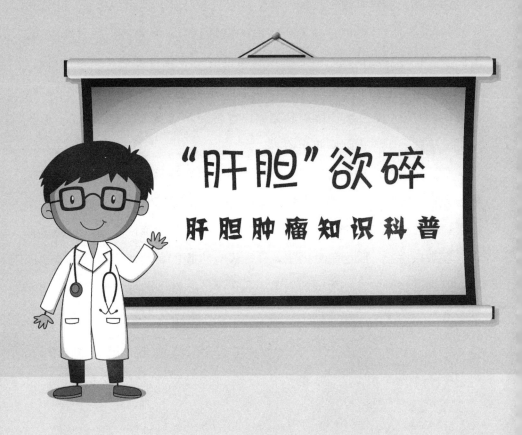

"肝胆"欲碎

肝胆肿瘤知识科普

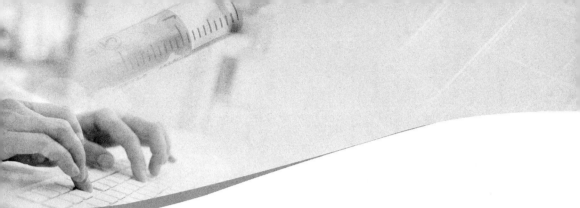

我做的患者年龄最小的一台肝脏手术

❖先天性肝母细胞瘤

"通知手术室从儿科接病人！"我叮嘱着我们组的医生。因为这次虽然由我们进行肝脏手术，但病人却在儿科住院，而且是我们目前做过肝切除手术中年龄最小的，才3个月。其实3个月的婴幼儿肝切除手术不光考验我们外科医生的手术技术和技巧，也对我们的麻醉和护理团队提出了更高的要求。我们专门研究了手术中麻醉方案，准备了专门的婴幼儿呼吸管道、保温装置和专门用于婴幼儿肝脏手术的器械。

婴幼儿因为腹壁肌层较薄，所以很容易被细心的家长于早期发现不规则局限性的包块，多数位于上腹部。但今天手术的这个婴儿是因为腹部隆起，腹壁静脉已经怒张了才被家长带来就诊的。如果家长更早留意一些，他的肝脏肿瘤应该能够更早地被发现。小儿肝脏肿瘤有良性肿瘤与恶性肿瘤之分，但是以恶性居多，包括肝母细胞瘤、肝细胞癌、血管内皮细胞瘤等。原发恶性肿瘤中又以肝母细胞瘤最常见。良性肿瘤中则以错构瘤、畸胎瘤为主。肝转移瘤以神经母细胞肿瘤为主。

这个婴儿在住院后检查因为肿块压迫导致进食不足有轻度的贫血，对诊断和判断预后最有意义的血清学 AFP 升高。其他如 ALP、ALT、乳酸脱氢酶等都有轻度升高，对诊断有一定的参考价值。入院以后的超声检查腹部包块来源于肝脏左叶，界限清楚，门静脉及肝静脉没有瘤栓形成。增强

CT 检查肝脏来源肿瘤无周围组织的侵犯。胸部 CT 检查没有肺转移。结合小于 5 岁儿童伴有腹部包块，存在典型影像学表现及血清 AFP 异常升高，我们的临床判断应该就是最常见的肝母细胞瘤。肝母细胞瘤是儿童恶性肝肿瘤中最常见的一种，占到 80% 以上，90% 发生于 5 岁以内。起病隐匿导致早期多无症状，患儿常以偶然发现的腹部肿块就诊，其他还可表现有腹痛、黄疸、发热、消瘦、食欲减退和贫血等。

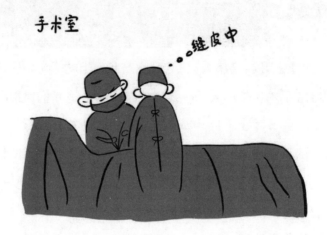

"血管钳……""组织剪……""结扎……"随着婴儿腹腔被打开，肿瘤的巨大还是让我们震惊，患儿肝脏肿瘤的恶性生长速度如此之快，我们也讨论了它的生长机制和基因诊治前景。肿瘤很大，基本占据左侧半个肝脏，并且把周围胃肠推挤明显移位，肝脏的血管都受压并且已经产生了大量的侧支循环，这对手术的细致性要求又提出了更高的挑战。这样的肿瘤一旦自发破裂出血或因穿刺而出现破裂出血，会严重威胁患儿的生命安全。对于这样幼小婴儿的肝脏切除，技术没有过多的难度，我们常规复杂的成人肝脏手术也没有超过几十毫升的出血，但面对这么小的孩子，唯一更高的要求就是必须尽最大努力减少出血量！用着比平时精细小巧得多的器械，一点一点精细地分离结扎、一点一点精细地解剖分离。当我把左半肝以近乎无出血地切除下来时，大家终于松了口气。

当前对于未发生转移、较为局限的肝母细胞瘤，最理想的治疗方式还是手术切除，并且以手术联合化疗为主的多学科诊治为标准模式。病灶切除的完整性对于后续病情起决定作用，能否完整切除肿瘤是影响预后的关键因素，手术前化疗对于提高外科手术的肿瘤完整切除率及降低肿瘤复发率起到了重要作用，术后化疗可以进一步消除原位残留及远处转移病灶。AFP 水平升高是重要的诊断标准之一，大多数患儿 AFP 水平异常升高，临床病情与 AFP 水平密切相关。对于晚期难治性或不可切除的伴血管受累时，肝移植或将成更好的选择。对诊断为Ⅰ、Ⅱ期的患儿一般行肝段或叶的切除术；对新辅助化疗后的且没有大血管累及的Ⅱ期和Ⅲ期患儿就考虑做肝叶切除术或更大范围的肝三叶切除；而有大血管累及的Ⅲ或Ⅳ期患儿就需要复杂的肝切除或肝移植了。

手术以后需要多学科根据病情缓急分组进行以顺铂为主要药物的化疗，通常联合使用长春新碱、5-氟尿嘧啶、异环磷酰胺、蒽环类药物多柔比星（阿霉素）等。化疗对于幼儿还是容易产生较多的毒性作用，如心脏毒性、肝脏毒性、神经毒性、肾脏毒性、耳毒性等，这就需要儿科肿瘤方向的专家继续努力了。

当然，对于无法切除的肿瘤，也可以尝试经导管动脉化疗栓塞术来诱导肿瘤细胞的凋亡，或者经肝动脉将含放射性钇元素的树脂微球运输至肿瘤部位，使肿瘤经放射性治疗而体积减小。经导管皮下消融术包括射频消融、无水乙醇注射、微波消融等，由穿刺针进入靶向部位通过热能或蛋白固定方式对肿瘤进行消融灭活操作，操作风险较小，可有效治疗不可切除的肿瘤。对于难治性肝母细胞瘤，当传统手术与放化疗等方案无效时，还可考虑应用针对特定靶标的抑制剂进行精准治疗。靶向治疗可能是今后肝母细胞瘤的重点研究方向之一。

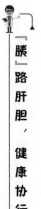
"三部曲"的终章

❖肝癌

"乙肝-肝硬化-肝癌（原发性肝细胞癌）"一直是肝胆胰外科近几十年不断重复念叨的"魔咒"。这个"三部曲"与我国在20世纪90年代受限于当时医疗条件，近1亿人感染乙型肝炎病毒（HBV）成为所谓"乙肝大国"有关。在我国的肝癌患者中多数可检测出HBV DNA，而80%的肝癌产生于慢性肝病或肝硬化的病理改变的基础上，其他病因如长期酗酒、长期摄入含黄曲霉素的食物和饮用被污染的水等多种综合因素影响。

HBV之所以可以成为这"三部曲"的始动因素，在于它是一种双链环状DNA病毒，有高度的嗜肝性和物种特异性，一旦进入人体迅速与肝脏细胞表面受体结合进入细胞核内，通过利用人体细胞核内转录翻译机制进行高效的病毒"复印"，大量的病毒就在肝细胞内繁殖起来。这个时候如果能够被人体高效的免疫"监察"系统发现，就能够迅速被控制和清除掉。所以儿童免疫系统相对不健全很容易导致慢性感染，成人的HBV感染反而多数容易被识别标记并产生相应的抗体。此时的抗体不是由我们现在用的基因重组疫苗引发的抗原抗体反应产生的，而是由具有完整基因代码的病毒产生的，所以会在出现第二项表面抗体阳性以外还往往会出现核心抗体和/或e抗体的阳性。这也是门诊经常遇到的问题，好多患者对于这么多阳性会很担心，其实只是病毒在体内引起"抵抗"导致，等过一段时间复查就可以了。

HBV如果在细胞内大量繁殖复制而没有得到有效的遏制，肝细胞就会进一步损伤，损伤时炎症介质激活了静止状态的肝星状细胞和其他一些细胞及转化因子，就会帮助其进一步分化为肌成纤维细胞，从而在肝脏内启动组织重塑过程，也就是形成"肝内纤维性瘢痕"纤维化的过程。肝脏纤维化是一种创伤愈合反应的过程，损伤如果不是一直存在，纤维化过程就是可逆的。而如果损伤是慢性持续的，细胞外基质则会持续积累，纤维化形成的瘢痕组织就将逐步取代肝实质，形成不可逆的肝纤维化改变，最终发展成肝硬化。这也就是为什么通过母婴等传播途径感染的儿童，如果体内病毒复制明显而没有有效地遏制，更容易在成人后发展成肝硬化。目前，我国普通人群 HBsAg 阳性率 5%～6%，慢性感染者约 7000 万例。所以对于 HBV 携带者，临床更强调 HBV 量的检测，如果存在大量病毒复制，现在通过核苷类药物就可以将病毒复制降低在极低状态，大大降低肝脏纤维化的进程，减少由于修复出错引起癌变的机会。我国对 HBV 或丙型肝炎病毒感染、过度饮酒、非酒精性脂肪性肝炎、长期食用被黄曲霉毒素污染的食物各种其他原因引起的肝硬化及有肝癌家族史等人群，特别年龄大于 40 岁的男性中，尤其强调每隔 6 个月进行一次肝脏 B 超和血清 AFP 检查。

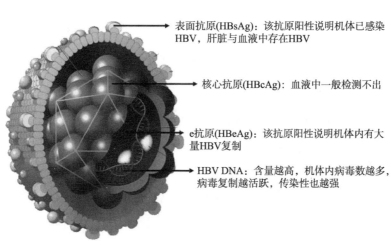

表面抗原(HBsAg)：该抗原阳性说明机体已感染 HBV，肝脏与血液中存在HBV

核心抗原(HBcAg)：血液中一般检测不出

e抗原(HBeAg)：该抗原阳性说明机体内有大量HBV复制

HBV DNA：含量越高，机体内病毒数越多，病毒复制越活跃，传染性也越强

■ HBV 结构示意图

在肝纤维化的持续进展中，尤其是出现肝硬化以后，肠道来源的细菌毒素的影响增大，肝细胞损伤修复过程存在的环境过氧化、抑癌基因表达受限，修复过程中蛋白修饰出错等都容易诱导肝细胞癌变。至此"三部曲"的终章出现。中国 2020 年原发性肝癌发病率居恶性肿瘤第 5 位，新增 41 万例，其中男性 30.3 万例；死亡率 17.2/10 万，死亡 39.1 万例，高居恶性肿瘤死亡数第 2 位。而且中国平均发病年龄才 52 岁，比周边国家都高。

那么如何更好地阻断这一过程，降低肝癌的发病率呢？一是应给所有的新生儿和没有免疫力并且感染危险高的人群接种目前证实为安全有效的转基因乙肝疫苗。国家乙肝疫苗接种项目已经极大地降低了 HBV 感染的患病率，肝细胞癌的发病率也已随之逐年下降。同时，对 HBV 感染（HBsAg 阳性）危险高的母亲所生婴儿注射一种免疫球蛋白。二是在 HBsAg 阳性患者中控制 HBV 感染及在有病毒血症的患者中清除病毒，在有病毒性肝炎的患者中可极大地降低（但不能清除）肝癌危险。中国的一项研究显示，有慢性 HBV 感染并且有肝硬化或晚期纤维化的患者，被随机分配接受抗病毒药物或安慰剂长达 5 年，结果显示抗病毒组的肝细胞癌发病率比安慰剂组有显著下降。三是 HBV 携带者尤其大于 40 岁男性每半年一次超声联合 AFP 筛查，尽可能做到早发现、早诊断、早治疗。

随着超声筛查的普及和群众保健意识的提高，我们目前在临床已经很难再遇到 20 年前那种很大的巨块型肝癌了。以前巨块型肝癌的患

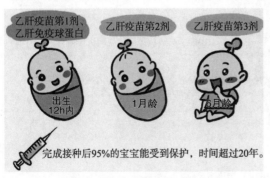

■ 新生儿乙肝疫苗接种示意图

者半数会由于肿瘤迅速生长，使肝包膜张力增加引起右上腹肝区疼痛，多为持续性钝痛、刺痛或胀痛。当然也有一部分青壮年患者劳动后发生肝癌自发性破裂导致腹腔内出血引起休克、腹膜刺激征等表现。还有一些患者会以乏力、消瘦、食欲减退、腹胀等非典型临床表现就诊。大多数肝癌患者往往同时合并肝硬化、门静脉高压，还会伴随贫血、黄疸、腹水，甚至肝性昏迷、上消化道出血等严重并发症。虽然肝癌患者会出现这些症状表现，但毕竟没有典型的临床表现，所以对于没有高危因素的普通人群不要一出现右上腹隐痛不适就恐惧到怀疑人生。在门诊遇到的右上腹隐痛不适就诊人群中，其实更多的是由右侧肋间神经痛导致，这与现在很多不良生活习惯如长期坐立活动减少及缺乏锻炼等有关，只要不久坐、适当活动锻炼就可以避免。

在我们国家不断加大肿瘤防治宣教，各种疾病筛查机制不断健全的形势下，随着高清晰度超声的普及和群众保健意识的提高，肝癌更多是在体检筛查中被发现。对于这类肝癌的治疗，目前手段很多。根据我国出台的最新版肝癌诊疗规范要求，以手术为主的综合治疗，包括手术切除、介入治疗、消融治疗、放射治疗、靶向治疗、免疫治疗、中医中药治疗等。随着诊疗的规范化，我们国家的肝癌治疗预后和生存期取得了长足的进步，对于患者在诊疗规范下，结合全身状况、肝功能情况、肿瘤生物学情况，可以选择一系列综合治疗手段，达到根治肿瘤、控制肿瘤生长复发和长期生存的目的。所以即使得了肝癌也不要害怕，及时就医、规范诊治已经将曾经的"癌中之王"拉下马了，一起面对就能拥抱美好的明天。

从快到准，重新认识普通人眼中的"刀"

❖非精准肝切除

肝癌等许多肝胆系统疾病的治疗目前还是首选手术切除，而对于外科医生来说，最不能让普通人接受和理解的就是手里的"柳叶刀"了，尤其是肝胆胰外科医生，需要面对更多的认知误解。因为大多数人没法接触手术，即使是医护人员，如果没有在手术科室或者手术室轮转过，都无法对手术理解得很透彻，而更多是凭借自己的想象夸张地认为外科医生刀下"血肉模糊"。少部分老年人对于"肝癌"这一过去的所谓"癌中之王"仍然存在根深蒂固的想法，宁可信任偏方验方，延误病情危及生命，都不相信手术切除就能治疗这一事实。

其实，伴随着对肝胆系统解剖认知和技术手段及器械设备的进步，肝脏外科手术取得了长足的进展。记得 20 年前我们开展肝脏切除手术时总是如临大敌，手术必须主任亲自主刀，麻醉科主任亲自主麻，术前必须备血。术中因为即使阻断进入肝脏的血流也还是会有肝静脉不断地渗血，加之当年只有普通血管钳等手术器械，所以手术往往追求"速度"，以尽可能减少手术切除时间，达到减少术中出血的目的。但即便如此，术中基本也还是要输血。而且当时手术除了半肝切除以外更多是以肿瘤切除为主，切除完为了预防出血往往还需要用大的针把肝脏对拢缝合在一起。术后患者恢复至少也需要 2 周，还时不时地出现因为术后出血、胆漏需要"二进宫"的情况。但随着对肝胆解剖从认知到熟知，薄层影像扫描、三维成像和 3D 打印技术帮助医师更清晰地了解肝脏解剖；手术器械逐渐精细化，止血设备由电刀到超声刀、超声吸引刀等更好更精准设备的应用；术中定位超声及腹腔镜超声的发展进步；麻醉技术和控制血压配合技术不断进展，尤其是肝脏精准手术的理念极大地促进了肝脏手术向更细致、准确的层面发展。进入 21 世纪，肝切除作为肝癌的主要治疗方式已进入精准化时代，体现在手术前后我们称为围手术期的"准"。这个"准"体现在术前病情评估、手术规划与实施、麻醉及围手术期管理几个重要方面。原则就是以患者最大化获益为根本目的，最大限度地去除病变肝脏，最大限度地保留有功能的残余肝脏，并尽量减少手术侵袭性创伤。

术前的"准"：体现在对术前病情的评估上。过去我们只能单靠以肝功能为基础的 Child-Pugh 评分和 CT 来判断肝脏的基本状态，决定手术切除能达到的大概范围。对于肝硬化明显的患者，硬化后的肝脏很容易在术中出血，避开血管切除就成了大家的"共识"，大多数情况只能通过距离肿瘤一定安全边界的局部切除来保障术后肝脏功能能够正常恢复。现在的"准"则体现在术前切除范围有了更加客观的评判标准，例如，常规开展的肝储备功能检测、超声瞬时弹性成像、数字成像技术发展带来的肝内血管、胆管的三维重建等。外科医师可以通过储备功能知道做多大范围的肝脏切除，而三维重建更可以模拟手术，多角度分析肿瘤与管道（血管、胆管）的空间关系，准确识别解剖结构，指导术中的切除断面。

术中的"准"：过去手术之所以要"快"，就是因为术中出血问题，让麻醉医师和外科医师疲于应对，而术中出血量又影响肝癌患者的术后远期预后，所以以减少出血为目的的手术，总是以血管钳的大块钳夹、切断、结扎为核心动作。虽然避开血管的切除保证了尽可能少出血，但带来的不利方面就是很多保留下来的形式上的肝脏存在瘀血、缺血等情况，实际功能并没有得到保留，反而增加了坏死导致的肝功能不全、出血、胆漏等风险因素。随着术中麻醉技术和监测设备的发展进步，术中可以通过实时监测把我们静脉的压力在不影响手术的情况下降下来，这样手术切肝的过程中就不会再有断面的出血，手术就变得从容了。而外科医生术中工具的多样化发展更带来了革命性的改变，术中荧光定位、超声引导更是把对肝脏肿瘤"狂轰滥炸""眉毛胡子一把抓"式的粗犷"打击"变成了"定点打击"和"指哪打哪"的精确"围剿"。外科医生敢于把紧贴暴露的肝静脉作为边界，切除一个个肝脏的解剖小单位——肝段。这样的外科手术只切除了该切除的部分，而保留了该保留的完整组织，再没有缺血、瘀血，自然出血、胆漏等并发症的发生就明显减少了。现在，随着微创手段的进展，腹腔镜、外科机器人都逐渐在肝切除手术中应用，使手术切口的创伤"恐惧感"也不复存在。

术后的"准"：以前手术后总是伴随着疼痛，进而导致不愿下床活动，肺部感染、肠功能恢复延迟、下肢深静脉血栓就随之而来了。现在手术切口的微创化降低了手术后疼痛，精准的切除保障了肝功能的快速恢复，而针对疼痛的预防性干预直接使患者术后"无痛"。无痛状态的患者就能够早期下床活动，无论是肠道功能、肝功能，还是全身状态都能够得到快速康复，也就是我们专业所说的"加速康复"。

正是这种由"快"到"准"的转变，实现了外科医生自外科诞生以来的夙愿——最小的创伤解决患者的疾苦。精准的手术和围手术期管理让患者真正实现了"无痛"而快速的康复，那把曾经令人敬畏的"柳叶刀"终将进化成一种隐形的存在。

多管齐下，拿下昔日"癌王"

❖肝癌的综合治疗及效果

昔日之所以把肝癌称为"癌中之王"，是因为过去肝癌往往是在疼痛、消瘦、腹水、癌栓等相对晚期病症出现以后才被发现，而当时对于肝癌的治疗手段又比较单一，主要以肝切除为主。另外，过去肝癌患者多数伴随较严重的肝硬化，大块的肝切除受到很大的限制，所以治疗率和生存时间都不理想。随着学科和技术的进展，肝癌的治疗手段也越来越多，除了肝切除，还有肝移植，介入栓塞化疗（TACE），局部消融治疗（射频消融、微波消融、无水乙醇消融、冷热复合消融、高强度超声聚焦消融等），放疗，化疗，靶向药物，免疫药物等。由于现有诊疗手段多样化，而分科制度导致在一个科室往往只掌握治疗手段中的一种到数种，如果不充分重视患者的利益就会导致治疗偏颇。那到底如何选择治疗手段呢？

肝切除是目前对于具备良好肝储备功能的肝癌患者能够得到有效治疗和长期生存的重要手段。由于完整地切除了肿瘤，又能保留足够体积且有功能的肝组织，对于一些没有明显血管癌栓、胆管癌栓的早中期肝癌患者，就可以达到肿瘤根治的效果。与使用局部消融或者 TACE 比较，肝切除患者能够获得更低的局部复发率。而对于一些能够切除但因为保留的肝脏功能体积不足的患者，现在可以通过介入栓塞使肿瘤缩小后降期❶再手术切除，或者通过门静脉栓塞使保留的肝脏体积增生后再手术切除，以及通过适形放疗的办法使肿瘤缩小后再手术切除。还有一些过去曾认为不具有手术条件的患者，如已经有明确的门静脉或者胆管癌栓的患者，现在可以通过手术切除病变侧肝脏同时取栓的方法，使患者获得意想不到的生存期延长。还有通过靶向药物治疗后肿瘤缩小手术切除获益的病例。所以，肝切除在其他手段不断进步发展的同时，更是取得了长足的进展，取得了更好的生存预后。

消融治疗是用长的细穿刺针穿刺到肝内肿瘤，针尖局部通过射频、微波等手段产生热量或者冷冻效果，或者无水乙醇使蛋白变性，达到使肿瘤坏死的目的，对于一些早期肝癌，尤其是不大于 3cm 的肝癌组织具有手术

---

❶ 肿瘤降期，通常指为了达到手术根治的目的，在手术前给予一定治疗手段，帮助缩小肿瘤体积，有效降低肿瘤分期。

切除相同的治疗效果。为了避免大块肝脏切除，消融治疗更适用于位于肝脏深部，或者紧贴肝内重要血管胆管支的肝癌，因为此时肝切除要达到根治标准就需要无畏地牺牲较多正常的功能肝组织。

肝移植治疗目前也是一种成熟的外科治疗手段，对于一些由于肝功能失代偿而不能进行肝切除或消融治疗的早期肝癌患者尤其适用。该方法可以从根本上解决肝硬化和肝癌同时性的问题，但由于供肝来源的不足及手术相关费用因素导致目前无法广泛开展。

介入栓塞是通过一些细小物质如海绵、小的弹簧圈等栓塞掉肿瘤供应动脉，减少肿瘤营养来源，控制肿瘤生长的办法，目前主要用于一些不能够或者不愿意手术切除的中晚期肝癌患者。该方法可以使肿瘤生长明显受限，甚至由于缺血发生坏死缩小，有些患者因此还可以获得手术根治、切除、有长期生存的机会。对于一些肝切除术后复发患者，介入栓塞也是一种控制肿瘤生长的可靠办法。

放疗顾名思义是使用射线对肿瘤进行照射治疗的办法。受益于现有治疗设备的进展，放疗已经可以更加精确地控制照射范围，避免了以往照射范围过大带来的副损伤。目前主要可以与介入栓塞联合用于一些中晚期肝癌，其可以使一些肿瘤明显缩小或降期，获得手术根治切除机会。另外，放疗还可以用于一些肝癌发生骨、肺、肾上腺转移的患者，可以大大减少疼痛、出血等并发症。

靶向药物如索拉非尼、仑伐替尼等是通过选择性抑制血管内皮生长因子受体的活性，抑制参与肿瘤增殖的促血管生成的酪氨酸激酶活性，达到

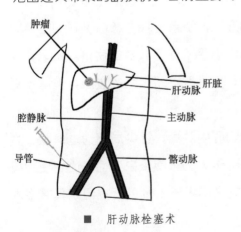

■ 肝动脉栓塞术

抑制肝癌细胞生长的目的。对于一些晚期肝癌患者可以减缓瘤体生长，改善症状，提高生活质量，延长生存时间。尤其是最新与免疫检查点抑制剂如卡瑞利珠单抗等联合应用，对治疗晚期肝癌患者取得了一些较好的效果。

目前，各个学科快速发展，任何一种手段都不是唯一的治疗方法。如果患肝癌，还是能根治切除就根治切除，当然方法上可以选择开腹或者腹腔镜及机器人；肝功能实在太差可以考虑肝移植；而如果肝癌组织小于3cm且位于肝内深部，可以考虑射频消融治疗；如果确实比较晚就考虑介入栓塞联合靶向药物及免疫检查点抑制剂治疗。如果通过介入栓塞或者放疗等可获得手术时机的，可以尝试序贯治疗❶。多学科诊疗团队（MDT）的模式使得通过充分评估的患者能得到规范的治疗，在各种方法上实现最佳组合，患者利益实现最大化。

风水轮流转，再次从"肝"到"胆"

❖胆管细胞癌发病率提高

在以往的分类方法中，根据来源于肝内成分的不同，将原发性肝癌分为肝细胞癌和肝内胆管细胞癌。肝细胞癌也就是我们最熟知和最常提及的肝癌，在我国跟乙肝戚戚相关，除了小部分跟酒精性或者丙肝肝硬化等相关外，大多数肝癌的发生都是"乙肝–肝硬化–肝癌"的递进结果。但随着我国乙肝疫苗接种的普及，乙肝相关的肝癌近几年就明显呈现"断崖式"下降。肝内胆管细胞癌本是一种相对少见的肿瘤，起源于肝内胆管及其分支至小叶间细小胆管树的任何部位，恶性程度很高，侵袭性极强，尤

---

❶ 序贯治疗，又称转换治疗，是 20 世纪 80 年代美国和欧洲学者提出的一种新的治疗方法，指使用药物治疗疾病时，初期采用胃肠外给药（静脉注射）2~3 天，待临床症状基本稳定，病情改善后改为口服药物治疗。目前也用于肿瘤多种治疗方法联合和连续性应用。

其容易沿着胆管树蔓延生长，近年来发病率和病死率在世界范围内都呈上升趋势，也就出现了肝内肿瘤由"肝"到"胆"的许多理念和治疗方法的转变。

导致肝内胆管细胞癌发病的高危因素主要包括肝内胆管结石、PSC、胆管囊肿、病毒性肝炎等。其中，肝内胆管结石是其发病的确定危险因素。所以对于单叶肝内胆管结石伴肝脏萎缩、胆道狭窄症状持续 10 年以上者建议积极手术治疗，以防胆管恶变。PSC 是一种少见的胆汁淤积性肝病，其特点是肝内外胆管进行性纤维炎性破坏，与一般人群相比发生胆管癌风险显著增加。胆管囊肿特征为胆管囊性扩张，胆管囊肿患者患胆管癌风险较高，达到 6%～30%，也是必须重视的因素。由于肝内胆管细胞癌一旦发生预后较肝细胞癌差，需要尽可能地预防和及时合理地干预其发生的高危因素。对常见的肝内胆管结石及典型的胆管囊肿应积极手术治疗，而不是依赖单纯的饮食因素调整。

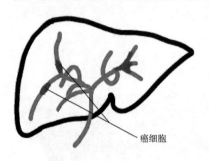

癌细胞

■ 肝内胆管癌示意图

肿瘤的诊治肯定是越早越好。肝内胆管细胞癌恶性程度高，只有早发现、早治疗才能取得较好的预后。但从临床表现看，肝内胆管细胞癌却总是"润物细无声"地悄悄进行，临床表现既没有症状特异性，更没有体征特异性，甚至连个确定的特异性肿瘤标志物都没有。目前来看，诊断只能主要依赖影像学检查，其中增强 CT 和磁共振是最主要的评估方式。尽管目前没有特异性肿瘤标志物，但还是在检查中推荐将 CEA 及 CA19-9、CA125 作为检查项目来评估。随着分子生物学的发展，也许循环肿瘤细胞、循环肿瘤 DNA 等可以在不久的将来更准确地判断胆管癌。

目前，对于临床发现的肝内胆管细胞癌，特别是由确定的高危因素引起的肝内胆管细胞癌，手术是唯一能达到治愈的治疗方式。但总的来说，对于肝内胆管细胞癌的手术治疗，因肿瘤往往发现偏晚，相对肝细胞癌存在切除率低、复发率高、生存期较短的特点，其他如介入栓塞、局部消融也常用于无法手术切除的肝内胆管细胞癌的治疗，可以延长不能切除的患者的生存时间。靶向药物联合免疫检查点抑制剂治疗的方式也逐步尝试在肝内胆管细胞癌中应用，目标还是尽可能控制，缩小肿瘤，为能够根治切除制造机遇。

对于肝内胆管细胞癌，我们还在不断地深入研究中。现阶段能够做的就是对于一些高危因素疾病，尤其是肝内胆管结石伴胆管炎、胆管囊肿及时干预治疗，同时定期体检 B 超并结合 CA19-9、CA125、CEA 来达到早期发现的目的。还有不要忘记，保持良好的生活节律、营养均衡的饮食和适当的锻炼等，这些可提高自身免疫力，对抗肿瘤的发生具有很好的作用哦！

一台十余小时的"战斗"

❖肝门部胆管癌

在外行人眼中，外科医生其实是相当"神秘"的存在。为什么呢？一旦在朋友圈说起今天我完成的一台"艰苦卓绝"的肝门胆管癌手术，耗时差不多十个小时的时候，得到的回应往往是"你不用吃饭？""不用喝水？""不用上厕所？"。其实在这 10 个小时里不是没有生理方面的需求，而是因为肝门胆管癌位置确实非常特殊，肿瘤很容易就跟通向肝脏的动脉、静脉"不分彼此"，而在肝门这么小的地方既要实现"根治"，又要实现"保留"，就必须全神贯注甚至稍微有点那么"紧张"才能做到万无一失。

肝门胆管癌顾名思义是指发生于胆囊管开口以上至左、右肝管这个肝门"叉叉"里黏膜上皮细胞的胆管癌，在胆管癌中占 58%～75%。多呈浸润性生长，常侵犯神经、邻近肝组织、肝门部血管和发生淋巴结转移，五年生存率仅为 9%～27%。这样"坏"的肿瘤，由于发病率不高，治疗手段不多，病情发现又较晚，所以对于大多数普通人还是比较陌生的。目前，由于致病原因还不明确，所以没有有效的预防手段，可能的高危因素还是肝内胆管结石、PSC、胆管囊肿和病毒性肝炎等。短时间（1～2 周内）出现渐进性无痛的黄疸，就需要通过首选 B 超检查来排除肝门胆管癌。相对外科医生 10 个小时的劳动，其实对于肝门胆管癌的围手术期管理也是一项细致的工作，而且相当考验患者对医生的信任。

2 年前做肝门胆管癌手术的顾先生刚回来复查，他的体重相对住院时增加了近 10kg。看着顾先生终于恢复了 40 岁该有的样子，我们也是十分欣慰。

由于平时身强力壮，所以也没有体检的习惯，顾先生当时就是因为无痛性黄疸 2 周伴有饮食减退和消瘦来我们医院就诊的。那时顾先生的皮肤看起来暗黄得发黑，精神也差，从病史了解大便已经变成了白色，一看就是典型的梗阻性黄疸。肝功能检查一出来，胆红素很高，转氨酶、转肽酶等肝胆系统酶类都是升高明显。CA19-9、CA125、CA50 等肿瘤标志物指标也升高，但在黄疸时候这些指标对于肝门胆管癌也没有绝对的判断意义。通过 B 超我们基本判断了梗阻的部位，肝里的胆管扩张明显，而胆囊不充盈、胆总管不扩张，证明梗阻部位在肝门部。按照标准程序，我们接着进行了增强 CT 和 MRCP 的检查，帮助我们明确了肝门胆管癌的诊断，最主要帮助我们判断了肿瘤的侵犯范围及和周围通过肝门部进入肝脏的肝动脉、门静脉的关系。当然，我们现在还可以通过三维重建的方法把肝脏的胆管、血管以不同角度旋转的立体形式展现出来，这样就可以更好地明确肿瘤的浸润范围和制订手术方案。经过仔细分析影像结果，我们判断肿瘤向右侧肝内胆管蔓延生长为主，已经超过了肝内的胆管支分叉，而且还侵犯右半个肝脏的门静脉分支。由于肝门胆管癌对放化疗等都不敏感，手术是目前能够达到根治和争取长期生存的有效方法，所以我们制订的治疗方案是将顾先生的右半个肝脏连同肝外的胆管都切除，清扫完周围淋巴结，然后用肠管与左侧的肝内胆管开口进行缝合重建。但顾先生的黄疸太深了，如果直接做这样的手术，肯定会在术后出现肝衰竭这一严重后果。因而事先需要把黄疸降下来，虽然现在各单位既有实施 PTCD 的办法，也有实施经十二指肠乳头放置支架或者鼻胆管引流的办法，我们还是更愿意自己在超声引导下直接经皮经肝穿刺，毕竟这样最简单、最经济，患者节省的费用就可以用在随后的营养改善中了。

顾先生要保留的左侧肝内胆管穿刺引流成功后，当然不能将胆汁白白排放掉，我们需要胆汁进入肠道帮助消化吸收并且滋养肠管黏膜的生长，实现肝肠循环，促进肝功能恢复。我们常规要在十二指肠放置鼻肠营养管来进行胆汁回输，但顾先生拒绝了插管，而是直接口服了引流出来的胆汁和肠内营养液，这样不到半个月黄疸就下降到了手术能够接受的范围。经过半个月的营养支持，蛋白水平基本恢复正常，营养状态良好！手术前，我们再次通过增强 CT 来评估肿瘤有无进展或出现转移。情况一如预判，我们就开始了那 10 个小时的战斗。手术台上，精益求精地分离血管、规范标准地清扫淋巴、畅快淋漓地切除肝脏，配合的紧密决定了速度。胆管切除的断端常规快速病理检查提示切缘阴性，手术达到目的。手术后调整营养支持、早期下床活动，顾先生就这样"闯关"成功。

随着新的化疗方案和新的靶向药物及免疫调节药物不断出现，我们也开始尝试对一些失去手术时机的肝门胆管癌患者实施序贯治疗，有些患者可以从中受益，实现了从不能手术向能手术的转化；有些患者甚至通过放化疗降期后实现了肝移植治疗。

复查很重要！按照医生嘱托定期复查

❖肝胆肿瘤术后随诊

今天刚刚出院 1 个月的蔡老先生回来复诊，已经 98 岁高龄的他仍然身体硬朗。1 个月前完成了胆管癌的根治手术，目前恢复顺利，大大超出医生和家属的预期。

老爷子的复查结果显示恢复顺利，建议两三个月到医院再次复查。其实肝胆肿瘤由于总体相对其他甲状腺癌、乳腺癌一类预后较差，放化疗和靶向治疗、免疫治疗在肝胆肿瘤中的应用虽然也有了较大进展，但相对效果还不够好，所以手术以后的定期随诊就相对更重要。出院小结都有一份明确的术后随诊说明：术后半年内每 1~2 个月复查 1 次，半年到 1 年每 2~3 个月复查 1 次，1~3 年每 3 个月复查 1 次，3 年以后每半年复查 1 次。只有坚持定期复查，才能够对肿瘤的复发转移早发现、早治疗。尤其对于肝癌，治疗手段的多样化后，只要是早期发现的复发病灶都能够得到有效治疗，获得良好的预后效果。

第九章

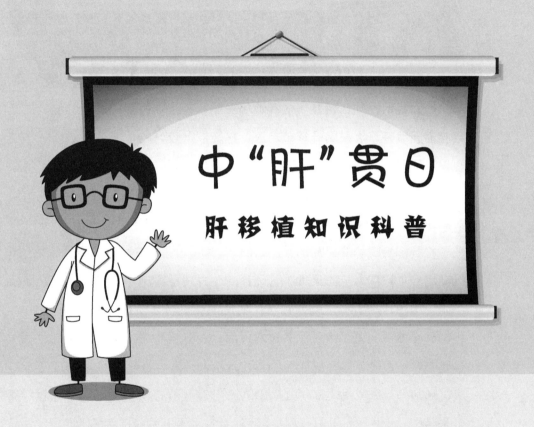

中"肝"贯日

肝移植知识科普

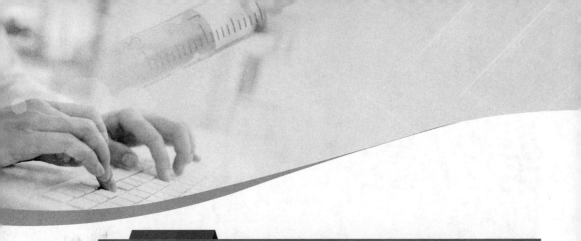

换"肝"大法

❖肝移植简介

前面我们提到，现在一些肝硬化晚期或者特殊位置的肝胆肿瘤、先天性胆道闭锁等可以采用肝移植治疗，并能取得较好的手术效果。但肝移植也是经历了坎坷的发展才不断成熟完善起来的。最早是 1955 年韦尔奇（Welch）在狗的下腹部植入一个新的肝脏，开始了肝移植的动物实验研究。1959 年和 1960 年，穆尔摩尔（Moore）和斯塔齐尔（Starzl）分别报道了狗肝移植成功的研究结果。1963 年 3 月 1 日，被称为"肝移植之父"的斯塔齐尔教授为一先天性胆管闭锁的 3 岁儿童实施了人类第 1 例肝移植手术，但患儿术后不久就死亡了。随后他又进行了 7 例人类肝移植手术，但由于受体情况差、供肝保存技术落后、没有强有力的免疫抑制剂、手术操作技术不过硬、术后感染等因素，这 7 例患者中存活时间最长的只有 23 天。1979 年，一个里程碑式的发现彻底改变了肝移植徘徊不前的局面，那就是英国的卡恩（Calne）率先将环孢素应用于肝移植的免疫抑制治疗中。1980 年，斯塔齐尔（Starzl）首先联合应用环孢素和皮质激素抑制免疫排异反应，在 1 年时间内，使患者 6 个月生存率提高了 1 倍，即从原来的35%～40%上升至 70%～80%。随着术后存活率的提高，肝移植不再仅是一项临床研究工作，而成为一种可接受的终末期肝病的治疗方法，至 1984 年已形成了一整套较为成熟的技术程序。

直到 1987 年威斯康星大学发明了我们现在耳熟能详的 UW 器官保存液，使供肝的保存质量显著提高，大大减少了由供肝保存所致的并发症，如原发性移植物无功能等，同时还大大延长供体肝脏冷缺血时间至 24 天，这样就使外科医生有充分的时间寻找患者，使肝移植手术从急诊变成半择期。正是由于供肝保存时间的延长，使诸如减体积性肝移植、劈离式肝移植和活供体肝移植等新技术得到了发展。

1989 年，新型免疫抑制剂 FK506 应用于临床，使一些不能耐受环孢素治疗的患者有了一种强有力的免疫抑制剂。同年背驮式肝移植技术开始在临床上应用。1989—1990 年成功地施行了活体部分肝移植。1994—1995 年，应用细胞生物制造的生物人工肝成功地应用于急性肝衰竭的患者，使这些患者有了充裕的时间等待供肝。

由于外科操作技术的提高及外科新技术的应用、移植免疫机制认识的提高和新型免疫抑制剂的应用、UW 液的研制成功与临床应用，使供肝保存时间延长和保存质量提高，患者感染得到有效预防和控制，外加严格掌握了受体适应证，最终使肝移植的术后存活率明显提高。有肝移植中心报道 1 年存活率可达到 90% 以上，而儿童肝移植和亲体活体肝移植存活率更高。现如今在许多国家，肝移植已成为终末期肝病的一项常规治疗方法。

14 年的老朋友

❖ 1 例我们的肝移植患者

14 年前的老张是一名老乙肝患者，肝硬化已经十多年了，到我们科住院时已经是反复腹水，肝脏萎缩得都没有正常形状了，表面疙疙瘩瘩的。肝功能经过反复调理勉强维持正常的边缘状态，也就是我们常用的肝功能评级 Child B 级到 C 级之间，而且部分肝硬化结节影像学表现已经有向肝癌转变的迹象。老张也是心一横，把命运交到了我们医生手里。

医患的互相信任对这首台肝移植非常重要。经过多学科会诊讨论和评估，由鼓楼医院丁义涛院长亲自来院协调指挥，仇毓东教授亲自上阵，光是处理肝硬化引起的腹腔侧支循环导致的毛细血管渗血就花了近 5 个小时的时间。手术非常成功，随后的 1 周我不停地观察、检测血药浓度、超声观察移植上新肝的血供情况……肝移植术后的早期并发症主要是腹腔内出血和感染、急性肾功能不全、急性排异、肝动脉栓塞或狭窄等。随着手术技术的提高和抗感染药物的合理应用，对术后早期腹腔内出血和感染的观察和处理一般并不难。急性排异多可以通过肝功能检查、药物浓度监测和肝穿刺活检而明确诊断，通过激素冲击疗法也多可以获得满意疗效。而术后早期超声反复监测就是观察严重的并发症——肝动脉栓塞或狭窄，其最容易引起原发性移植肝无功能、肝坏死、胆漏、继发感染等，死亡率较高。

但由于老张的供肝来自尸肝，当时由于冷缺血时间问题无法得到有效解决，所以尸肝移植后更容易产生胆道并发症，直接影响患者术后的长期存活率和生活质量的就是胆道并发症和乙肝的复发。由于肝移植术后 HBV 的再感染多发生在术后半年内，临床表现多为食欲差、乏力、黄疸及转氨酶升高等，应用抗病毒药物可以尽可能避免乙肝的复发。而胆道并发症是肝移植术后的常见并发症，其发生率 20%～30%，死亡率约 10%，是影响肝移植疗效进一步提高的重要因素。胆道并发症的危险因素主要有保存损伤、肝动脉的狭窄或血栓形成、胆道吻合技术、胆泥淤积、慢性排斥反应和巨细胞病毒感染等。随后的几年内，我们又在一起针对他发生的胆管狭窄和胆泥淤积并发症进行了 2 次手术。

成熟的"技术"与不成熟的"看法"

　　肝移植目前已经成为治疗终末期肝脏疾病、急性暴发性肝衰竭的一种最有效的方式。先进的移植中心患者的五年存活率可达 65% ~ 75%，儿童肝移植和亲戚活体肝移植存活率更高，除了存活时间延长，生活质量得到明显改善，工作和生育能力也可恢复。尽管肝移植手术成功率显著提高，手术适应证不断扩大，但供肝短缺的问题突显。另外，移植肝肿瘤复发及移植肝慢性失去功能，也成为肝移植失败的主要原因。

　　供肝短缺是肝移植快速发展过程中面临的首要问题，目前主要通过捐献供肝、活体供肝，甚至采取边缘性供肝的方式来解决。捐献供肝数量相对需求人群是杯水车薪，而活体供肝移植特别是亲体间供肝移植是解决供肝短缺的一种有效的途径。近年来术式不断改进，包括活体左半肝移植、活体右半肝移植、两左肝叶供一受者、原位辅助肝移植、多米诺全肝移植和结合劈裂式肝移植的一肝二受，甚至一肝三受，适应证不断扩大、效果稳定提高。技术越来越成熟，却还是无法回避供者的安全问题，特别是右肝叶术后并发症较多，如胆汁淤积、胆漏、胆道狭窄、门静脉栓塞、腹腔出血和肺栓塞。如果不是亲体间移植，还会涉及肝脏供应来源的伦理和社会问题。由于供肝严重短缺，近年来提出了应用边缘性供者供肝，包括缺血时间放宽，使用无心跳尸体供者；对供者年龄限制的放宽，用大于 50 岁的供者，甚至有超过 70 岁供者的报告；供者的质量限制放宽，用非正常肝，如轻度或中度脂肪肝、缺血损伤肝；糖尿病、自身免疫性疾病供者肝脏，自身免疫性疾病肝在"易主"之后可能"异地自愈"；乙型或丙型肝炎阳性，如果受者本人有肝炎可以接受患同型肝炎供者供肝；多米诺肝移植代谢疾病的病肝再次利用，结合劈裂式肝移植的一肝二受，甚至一肝三受；ABO 血型不符的供肝，需血浆置换、脾切除、加强免疫抑制剂等措施。边缘性供肝面临的主要问题是移植肝功能延迟或不全恢复，急性排斥反应发生率较高。

肝癌患者作为肝移植受者，由于肝癌的复发往往导致长期存活率低，选择合适患者是关键。肿瘤小于 5cm 或 3 个小于 3cm 肿瘤，肝移植的效果较好。肝癌合并严重肝硬化时，肝移植优于肝部分切除术。胆管癌单纯外科切除术两年存活率低于 20%，肝移植的效果也是令人失望的，但也有 10% 存活超过 5 年，因此选择合适受者有可能取得部分较好的效果。有报道胆管癌患者管腔内放射治疗后序贯接受肝移植治疗，后续继续序贯采用放疗和化疗综合治疗，随访效果较好。但毕竟肝胆恶性肿瘤肝移植术后需要应用免疫抑制剂，对于抑制肿瘤生长来说是不利的。肝癌肝移植的标准之争使肝胆外科医生面临这样一种窘境：可能"浪费"一个肝脏给最终要复发的患者，也可能剥夺一个可以"治愈"的患者获得肝脏的权利。目前，如何术前更准确地估计肝移植患者预后，以决定是否进行肝移植手术，仍是肝移植需要关注和研究的问题。

影响长期存活的主要问题还来源于移植肝慢性功能减退或丧失，除了免疫学因素，现在越来越重视非免疫学因素的影响，包括边缘性供者器官、脑创伤及脑死亡供者、缺血再灌注，以及手术物理损伤、细胞衰老、病毒感染、免疫抑制剂药物损害（慢性毒性反应）、原有疾病复发、新生肿瘤等。一些并发症也与长期免疫抑制剂的使用有关，如糖尿病、高胆固醇、进行性肾功能减退、高血压和骨质疏松等，易导致感染和提高新生恶性肿瘤发病的危险性，也成为远期死亡的主要原因。所以肝移植后除了免疫抑制剂方案，还需要制订针对上述非免疫学因素采取预防和处理措施的个体化的治疗方案。

未来寄希望于能够逐步探索利用自体体细胞克隆出干细胞，再经定向分化构建成可用于移植的肝脏，从性质上来看相当于自体移植，以从根本上解决供肝不足和消除排斥反应。

OPO 之路

❖供肝与需求现状

中国是器官移植数量最多的国家之一，同时也是器官移植供体最为短缺的国家之一，器官供需矛盾突出。在 2011 年 7 月之前，中国的器官捐献是由进行器官移植的医院直接获取器官，还存在着器官来源伦理、器官买卖、器官移植旅游❶等涉及一系列社会、伦理、法律等方面的问题。2014 年 12 月，我国宣布停止死刑犯器官的使用，公民捐献成为唯一合法来源。为了规范器官移植，国家于 2010 年 3 月进行了器官捐献工作试点，推行公民逝世后自愿无偿捐献器官。2013 年，国家卫生和计划生育委员会出台《人体捐献器官获取与分配管理规定（试行）》，以部门规章的形式，确保器官捐献移植的透明、公正、可溯源。

器官获取组织（OPO）就是在这样的环境下应运而生。那么什么是 OPO 呢？OPO 指专门为器官获取而成立，也是独立于同一医院的移植团队，负责器官的医学评估、数据收集，以及器官获取、分配、运输及与移植医院的交接等工作，与器官移植中心是并列的组织，也是独立的非营利性组织。OPO 主要职责是协助所管辖范围内器官捐献工作。具体职能包

❶ 编辑注：所谓"器官移植旅游"，是指等待器官时间较长的国家公民，前往器官等待时间相对较短、手术费用相对较低的国家接受器官移植。这种与支付能力较弱的国家病人争夺器官资源的行为，违背了世界卫生组织所倡导的伦理准则和国际惯例。

括：在第一时间获取捐赠人信息，以便在最短的时间内通知器官接受者；在医疗机构内部宣传器官捐赠相关知识、政策及方法等；对器官供体生命状态判定和器官功能评估及维护；负责器官切取与组织回收、器官与组织的保存等工作；协调器官及组织的分配，OPO所获取的器官均需经"中国器官分配与共享系统"进行分配与共享；运送器官，并与移植医院进行交接以确保器官捐赠的顺利完成。

我国OPO在数量和规模上获得了突破性的进展，在器官捐献与获取领域发挥着越来越重要的作用，但总体而言还处在初级阶段。例如，发生在安徽的OPO组织成员非法进行器官调配事件就说明现阶段OPO发展的水平还比较低，在发展的过程中面临着许多问题。另外，目前OPO主要集中在大城市，以北、上、广居多，对于器官捐献的公益宣传等尚无全国或省市范围的统一方式。而且捐献宣传目前各地还是以OPO为推广单位，覆盖面相对局限、宣传力度较小。同时，国家层面尚未制定出统一的救助模式和救助费用标准，移植手术的收费亦无相应的物价标准，容易给公众造成误解。

在OPO成立之前，中国的器官获取工作均由具有器官移植资质的医院的移植中心完成，器官获取医务人员和器官移植医务人员并不相对独立。另外，由于没有建立统一的器官分配与共享系统，所以对于器官捐献一直会有这样的担忧：捐献的器官是否真正捐献给了最需要器官移植的人群，捐献的器官是否成为国际移植旅游富人的专享也无法判定。

而OPO是与移植中心并列的组织，由于独立于移植团队，使OPO在一定程度上能够最大限度地帮助消除公民顾虑，提高捐献意识，在一定程度上增加器官捐献的数量。国家建立器官捐献和器官获取系统后，所获取的器官由国家器官分配与共享系统分配，这样能使器官分配给那些更适合器官需要者，使供体和受体配型更加科学，还能有效地用一个供体使多个受体受益，有利于增加供体器官的利用率。

一个符合伦理的、健全的公民逝世后器官捐献流程，应包括死亡状态的判定、征询家属的捐献意愿、红十字会与家属签订同意书、OPO 人员对供体进行评估、器官获取、由国家器官分配及共享系统进行分配、移植中心进行器官移植、注册中心进行科学登记。而 OPO 是该体系中的重要环节，未来也将在器官捐献与获取中发挥更加重要的作用。

第十章

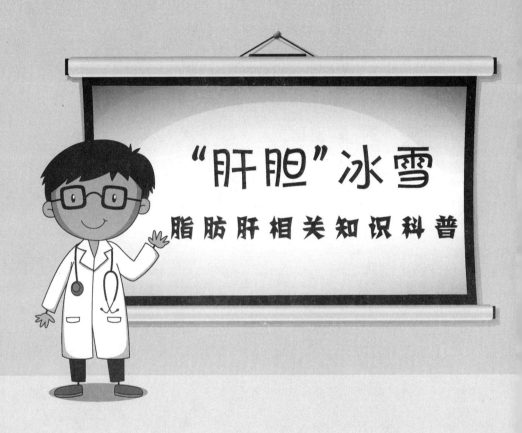

"肝胆"冰雪

脂肪肝相关知识科普

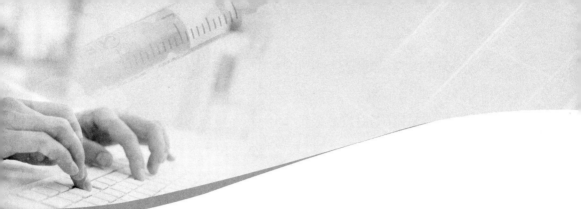

体检发现脂肪肝，是吃肉吃多了吗？

❖脂肪肝的困惑

"医生，我体检发现脂肪肝了！我是肉吃多了吗？以后是不是得长期吃素了呀？"面前这个胖胖的小伙子，捏着他肚子上的"救生圈"如是说道。B超检查结果是重度脂肪肝。他的体重指数（BMI，体重除以身高的平方）竟然达到34！远远超过世界卫生组织关于肥胖的数值。最近体检血糖、血脂都不高。但小伙子的饮食结构着实让人担忧，他长期高脂饮食。高脂饮食习惯与脂肪肝密切相关，著名的法式鹅肝酱就是通过给鹅过量摄入过饱和脂肪直接导致鹅脂肪肝的。而在非肥胖人群中如果每日摄入的食物中含有较高的胆固醇，如鸡蛋、鱼卵、动物肝脏、蛋糕等，脂肪肝发病率也会比正常人群高10%呢。

脂肪肝，顾名思义是肝细胞内脂肪过多无法代谢导致堆积，属于常见的肝脏病理改变。根据脂肪含量占肝脏的总比重，5%~10%为轻度，10%~25%为中度，超过25%就为重度了。当然不可能通过测量具体比重来判断，现在我们通常都是通过无创超声下的图像密度来推测的，当然也可以通过超声弹性成像、磁共振等进行比较精确的分型。过去为了区别酗酒引起的肝脏脂肪病变，把它称为非酒精性脂肪性肝病，而今随着认识的深入，由于往往合并超重或肥胖及2型糖尿病或代谢异常，所以更名为代谢相关脂肪性肝病。就如同肥胖和糖尿病的蔓延之势一样，随着物质生活水

115

平的提高，我国脂肪肝发病率在近 10 年从 15% 迅速升至 31% 以上，其中 50~55 岁的男性发病率高于女性，而 55 岁以后女性发病率又开始显著高于男性，青少年中发病率也在不断上升，已成为健康体检 ALT 和 GGT 增高的主要原因，长此以往也必将成为危害大众健康的一大问题。

在高脂饮食中，脂肪尤其饱和脂肪酸及胆固醇的过量摄入会引起能量摄入过量导致体脂聚集，体脂过多集中在腰围成为"小肚肚"又远比皮下脂肪增多和体重指数增加更容易导致脂肪肝的发生。脂肪摄入过量时导致流入肝脏的游离脂肪酸增加，大量游离脂肪酸在肝细胞内超过其代谢能力时，自然会引起肝脏脂肪变性，还会通过炎症反应对肝脏造成不同程度的损害。而过度摄入饱和脂肪酸还会导致胰岛素抵抗和 2 型糖尿病。体内胆固醇含量增高后还对远期心血管疾病的发生率增高产生直接影响。我国目前成人脂肪肝的发病率与肥胖症、2 型糖尿病和代谢综合征流行趋势相当，总体肥胖、腹型肥胖和 2 型糖尿病发病率分别高达 7.5%、12.3% 和 11.6%，而这些患者中脂肪肝的诊断率综合各类报道分别为 60%~90%、27%~92% 和 28%~70%。

最新的研究显示，我们的很多健康问题来自糖类的摄入过多，而脂肪的适当摄入反而可以改善脂肪酸的代谢，降低心血管疾病发生率。动物实验中多不饱和脂肪酸可以减少肝脏脂肪堆积，改善肝脏炎症反应，明显改善心血管疾病的危险因素，包括胰岛素抵抗、炎症反应，以及血清转氨酶、转肽酶类、血脂及血糖水平等。你得首先控制食物总量的摄入才行。另外，饮食中的肉

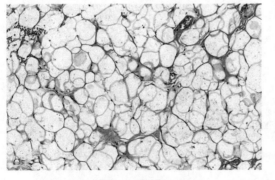

■ 镜下脂肪颗粒示意图

类需要减少油炸、烧烤等，一部分肉类需要用不饱和脂肪酸，尤其是含多不饱和脂肪酸的鱼类来取代，这样才可以帮助适当控制脂肪肝。

怎么样才能把脂肪从肝里"挤"出来呢？

❖脂肪肝的解决办法

对于得了脂肪肝怎么办的问题，我的回答只能是"管住嘴、迈动腿、规律生活"！

首先就是"管住嘴"。前面我们提到脂肪肝的发生跟高脂、高胆固醇、高能量饮食关系密切。第一就是控制"总量"。摄入的总热量要根据个人活动及劳动强度控制在 $20 \sim 25 kcal/(kg \cdot d)$。对于肥胖者或者腰围超标明显者，建议每天减少 $500 \sim 1000 kcal$ 热量以控制或降低体重。第二要控制"糖量"。过量的糖类尤其是蔗糖、果糖，更容易增加肝脏新生脂肪生成及肝脏内脂肪含量，并且降低对胰岛素敏感性。所以如果能戒掉奶茶、可乐、饮料，用白开水代替的做法可以帮助很多发生脂肪肝的青少年。不过也要防止物极必反，不能因为减肥或者控制血糖而只进食大量蔬菜水果，这样会使必需营养素缺乏，体内脂肪代谢紊乱，不利于肝脏的脂肪代谢，甚至会加重脂肪肝的程度，同时极易发生营养不良。第三要控制"脂量"。日常饮食中额外摄入的脂肪应当小于 $25g$。烹调用油建议选择植物油，尽量避免油炸、煎烤等烹饪方式的食物，更应该减少"啤酒+撸串"的行为，不建议进食饱和脂肪含量较高的肥肉，适量进食坚果。限制食用动物内脏、蛋黄、鲍鱼、鱿鱼等高胆固醇食物。减少煲肉汤的摄入，因其除了熬出来的饱和脂肪酸还有很多嘌呤类物质，虽然美味但对健康不利。第四要增加"蛋白量"。每日摄入量在 $100 \sim 200g$。动物蛋白类需要均衡搭配，适当增加鱼类、禽类等"白肉"摄入，保证基本"红肉"如牛肉、羊肉等基本量摄入，补充部分植物蛋白如大豆制品等。第五要保证"膳食纤维"。就是充分的蔬菜、水果摄入，保证充足的维生素、矿物质和膳食纤维。每人每天应摄入蔬菜约500g，并充分包括绿叶菜、根茎类及淀粉类。

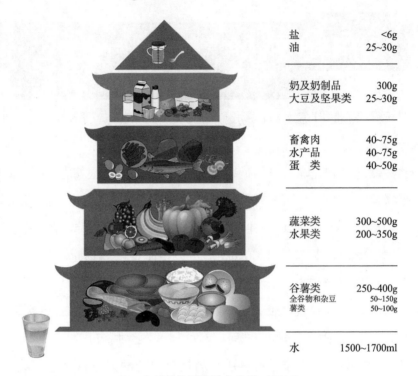

盐	<6g
油	25~30g
奶及奶制品	300g
大豆及坚果类	25~30g
畜禽肉	40~75g
水产品	40~75g
蛋 类	40~50g
蔬菜类	300~500g
水果类	200~350g
谷薯类	250~400g
全谷物和杂豆	50~150g
薯类	50~100g
水	1500~1700ml

■ 中国居民平衡膳食宝塔（2016）

　　其次就是"迈开腿"。随着电子化、信息化办公方式的进展，我们的工作方式更多是久坐少动，随之而来最常见的就是肚子上一圈"救生圈"，既加速了脂肪肝的发展，也是心血管疾病高发的前兆。有通过体育锻炼可消耗体内脂肪，降低脂肪肝程度，甚至"消灭"脂肪肝的。尤其是肥胖型脂肪肝患者，运动治疗更加重要。世界卫生组织最新的建议是：一般中低强度的有氧运动比较合适，如骑自行车、快速步行、游泳、跳绳等，每周4次以上，累计时间150~250min，运动后靶心率大于（170-年龄）。每周最好进行2~3次轻或中度阻力性肌肉运动（如举哑铃、俯卧撑、弹力带等），以获得更大程度的代谢改善。但需注意的是，运动不宜过度激烈，合理的体重减轻目标为每周 0.5~1.0kg。如果体重基础较大，坚决不建议采用跑步等的方式，避免关节韧带的损伤，建议有条件选择游泳这项不伤关节的运动。关键还是要循序渐进、持之以恒，逐步增加运动量及运动时间，尽量避免短期剧烈运动。

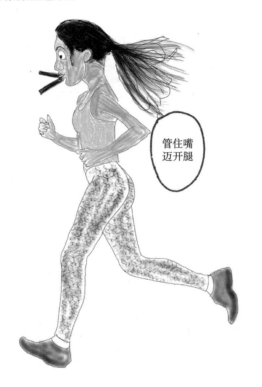

管住嘴
迈开腿

最后就是"规律生活"。现代人夜生活丰富，伴随着的是过量地摄食、吃零食和夜宵等，会扰乱体内代谢动态，成为肥胖症和脂肪肝的致病因素。同时，晚餐社交活动往往伴随烟、酒等不健康方式，加重肝脏负担。所以要降低脂肪肝程度或者预防脂肪肝就更应该坚持规律的生活方式，尽量少吃或者不吃零食，睡前不建议加餐。注意劳逸结合，多休息，放松自我，学会倾诉，多与家人、朋友沟通，宣泄情绪。

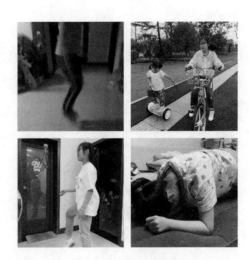

■ 合适的运动方式

另外，对于原有糖尿病等基础疾病、高血脂的人群，一定要记住使用药物控制，定期到医院体检。

重度脂肪肝还会更"重"吗?

❖脂肪肝的后果

体检发现脂肪肝，每个人真的都能足够重视吗？答案肯定是否定的。脂肪肝伤害的隐秘性、发生的年轻化都让部分脂肪肝人群抱有"轻敌"的态度，认为脂肪肝只是一种亚健康状态，依然保持以前的不良生活方式。而大多数人在初次体检发现脂肪肝时多为轻度或中度，这两种程度的脂肪肝往往没有明显的临床症状或者明显的肝部不适感，极易导致患者的麻痹大意。更由于当今生活水平的提高和生活方式的不合理，超声等诊疗手段的精确度不断提高，使中、轻度脂肪肝的检出率越来越高，也容易在不少人的心中形成"脂肪肝不是病"的认识误区，导致脂肪肝慢慢地从轻度发展成中度和重度，甚至出现肝功能异常也不能引起足够的重视。同时，脂肪肝人群患高血糖、高血压和高脂血症的概率也会提高数倍，很容易诱发糖尿病、痛风等多种代谢综合征。

那么脂肪肝会不会影响患者的寿命？会不会出现比重度脂肪肝更严重的后果？当然会！

一是对肝脏本身的伤害。如果放任脂肪肝发展，10～15 年内就会出现不可逆的纤维化，7～10 年进展一个等级，相关肝病死亡风险随着肝纤维化的出现及程度加重而显著增加。约 25% 的单纯性脂肪肝可导致脂肪性肝炎，25% ～ 50% 的脂肪性肝炎又可引起肝纤维化，而肝纤维化中 15%～30% 将会出现肝硬化，对于合并肝功能异常特别是血清 ALT 和/或 GGT 持续增高的大约 40.8% 的患者会发生肝纤维化进展。虽然相对肝炎、酒精等引起的肝硬化，脂肪性肝炎引起的肝硬化代偿期相对较长，但一旦出现不能代偿的情况则病死率很高。其中 20%～30% 脂肪性肝硬化又可进展为肝癌危及寿命，尤其对于年龄大于 50 岁，BMI 大于 30，有高血压病、糖尿病等症状的人来说，发病率明显提高。不仅如此，脂肪肝还会引发各种并发症，例如，长期饮酒导致的脂肪肝，常并发有酒精性肝炎、胰腺炎等疾病。

二是对肝外的危害。脂肪肝患者往往合并代谢综合征：脂代谢失调，血液中甘油三酯高，并且常伴有高脂血症，血液黏稠度增加，促进动脉粥样硬化的形成，而动脉硬化极易导致高血压、冠心病。研究表明，与无脂肪肝的人群相比，冠心病和脑卒中的发病率显著增高且起病年龄提前。代谢失调还会引发和加重血糖代谢失调。伴随肥胖的 2 型糖尿病，就是由于胰岛素抵抗或胰岛素分泌不足而形成的以糖代谢紊乱为主的疾病。代谢因素还与大肠息肉的形成具有一定关系，其中脂肪类成分超过 40% 是形成大肠息肉的一个重要因素，如果脂肪摄入超过膳食的 15%，大肠息肉的发病率就会明显增高。脂肪肝患者肝细胞脂肪变性或坏死，使肝脏的免疫功能下降，常伴有肝脾肿大。脾脏也是人体重要的免疫器官，脾大会造成脾功能亢进，脾功能异常抑制了细胞免疫的功能，所以脂肪肝患者由于免疫功能降低，抵抗力差，更容易被感染。另外，肝细胞脂肪变性后，解毒功能降低，容易造成内毒素、外毒素在体内的潴留，对机体造成毒害。

虽然伴随如此大的危害，但如果能够早期调整饮食结构、摒弃不良生活方式、积极治疗，则可以不让病情进展、加重甚至恶化。记住，单纯的脂肪肝可是一种可以逆转的疾病！

燃烧你的卡路里！

❖阐述锻炼对脂肪肝的影响

"管住嘴"固然重要，但从营养需求角度来讲，一是机体毕竟需要充足的营养，二是长期尤其对于肥胖症人群单纯通过减少进食达到减重都是失败的。所以对于脂肪肝的逆转，关键还在于"燃烧你的卡路里"！武汉"暴走妈妈"作为一名重度脂肪肝患者，为了能够把肝脏移植一部分给儿子，就需要治疗脂肪肝。她通过饮食控制和激烈地运动锻炼，在 1 个月内就迅速逆转脂肪肝状态，堪称脂肪肝治疗的典范。当然，我们现在知道剧烈的运动锻炼可能不是最可取的，因为会对骨骼和肌肉产生一定的损伤。

①"燃烧卡路里"：通过减少体重和腰围是预防和治疗脂肪肝及其并发症最为重要的治疗措施。②避免久坐少动：建议根据患者兴趣并以能够坚持为原则选择体育锻炼方式，以增加骨骼肌质量和防治肌少症。一般中低强度的有氧运动比较合适，每周最好还要进行 2~3 次轻或中度阻力性肌肉运动，以获得更大程度的代谢改善。1 年内减重 3%～5% 可以改善体质组分并且能够逆转单纯性脂肪肝，体重减轻 7%～10% 就能显著降低血清

氨基酸转移酶水平并改善脂肪性肝炎，但是体重减轻 10% 以上并维持 1 年才能够逆转肝纤维化。对于肥胖症患者，建议通过临床营养师、运动康复师在内的多学科联合策略来合理指导规划。需要注意的是，运动千万不宜过度激烈，应循序渐进、持之以恒。

第十一章

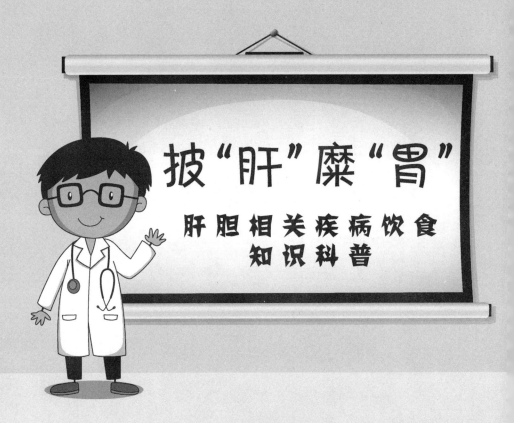

披"肝"糜"胃"

肝胆相关疾病饮食知识科普

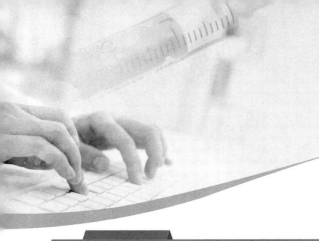

无"胆"英雄之饮食

❖胆囊切除术后饮食

随着腹腔镜胆囊切除术的普及，越来越多的胆囊良性疾病患者得以实施微创化的胆囊切除术成为一名无"胆"英雄。腹腔镜胆囊切除术由于具有微创化的特点，手术创伤不大，对胃肠道的干扰较小。术后 12h 内由于手术本身及麻醉药物干扰，抑制了肝脏功能，降低了胆汁的分泌量，同时胃肠道受到手术的刺激，减少了蠕动，整个消化系统功能下降。有些患者尤其女性患者皮下脂肪较多，容易导致麻醉药物蓄积后再次释放，此时进食容易产生恶心、呕吐的症状，所以在术后早期（24h）内应该根据具体情况决定进食，一般可以进食少量白开水或者清流汁，以无恶心、呕吐，无腹胀、腹痛为度。术后（24h）以后根据腹胀情况少量多次进食流质食物，如果汁、藕粉、豆浆、米汤等。之后以患者病情为依据，遵循循序渐进的原则，指导患者逐步过渡到少食多餐、清淡易消化饮食，从米糊、豆腐羹、大米稀粥、甜面包、脱脂牛奶、面食类食物逐步过渡到清淡饮食。少数甚至个别患者容易在进食后出现稀便、腹泻、腹胀等胃肠道不适，这是由于进食刺激肝脏胆汁分泌增加，而胆管括约肌的调控能力还没有适应没有胆囊浓缩胆汁的状态，就会出现胆汁刺激性的胃肠道症状。当然有些地方有以"黑鱼汤"或者"鸽子汤"补身体的说法，也会导致进食较多油脂汤后出现脂肪性腹泻的问题。在这种情况下，多数停止进食较多油腻汤食就可以好转。对于确实不能适应的消化道症状，可以跟医生反映，医生

125

会根据具体不适开具一些增加肠道菌群、辅助消化、调节胆汁分泌的药物，如胰酶、阿嗪米特、培菲康等，来帮助短期过渡。

术后出院 1 个月之内，按照清淡饮食、少食多餐的原则进食。每次进食量因人而异，尽可能控制在自己原有饭量的六七成。要减少摄入脂肪类食物，禁食煎炸和高脂肪类食物。切除胆囊后，患者胆汁排入肠道功能丧失，也减弱了消化脂肪的能力，特别是短期内无法消化大量脂肪，如果进食油腻食物会导致消化不良、腹泻、腹胀等不良反应发生，甚至引起远期结肠慢性炎症，此时更要减少脂肪类摄入，少吃油炸、动物内脏及肥肉，在烹调食物时可将植物油适当代替动物油使用，凉拌、炖煮、清蒸均可，要禁食辛辣刺激性食物，还要忌酒。经过一段时间适应代偿之后，胆总管将逐步控制进入十二指肠的胆汁量，同时可以根据进食来精确调节，此时就可以逐步过渡到正常饮食。对高胆固醇和高脂肪类食物不需要过度限制，食物逐渐多样化。但从健康角度出发，还是避免过多高脂高胆固醇饮食，适当为度，毕竟对于腹腔镜胆囊切除这样的手术是无须"增补气血"的！

术后论道

❖肝胆肿瘤术后饮食调理

肝胆系统为人体重要的消化与免疫系统，肝胆系统肿瘤患者术前可能就存在疲劳乏力、食欲减退等临床表现。外科手术为肝胆疾病临床上较为常用的治疗手段，能够起到直接切除病灶、缓解患者病痛的作用。然而，外科手术属于有创性治疗，即使现在可以通过腹腔镜、机器人等微创手段实现，患者仍需承受手术形成的创伤。肝胆系统患者在术前大多因疾病本身的原因而导致营养状态不理想甚至营养不良，术后虽然可以通过口服肠内营养支持顺利度过围手术期，但在手术治疗的整个过程中还是会出现体重的下降，并伴随肌肉等瘦素、蛋白质的流失，同时还因为术后胃肠消化吸收功能下降导致维生素、微量元素等营养物质摄入不足，使患者的正常代谢出现一过性失衡及免疫力下降，这些对肝胆肿瘤手术患者术后恢复都是非常不利的。

针对肝脏合成功能及肝胆消化功能的需求，除非是一些肝功能不全甚至严重肝硬化的患者，一般出院后 3 个月内总的饮食指导原则如下：少食多餐，优质高蛋白（如鱼肉、鸡肉等），适当增加维生素、纤维素（蔬菜、水果等），禁酒，可以饮茶、适量西洋参、枸杞、黄芪等。最好还是根据术前评估了解患者的饮食习惯，为患者制订个体化的自主饮食食谱，并与患者家属依据实际情况修订调整。

术后早期以高蛋白、高维生素、高碳水化合物为主，如鸡蛋羹、瘦肉糜、牛奶、新鲜果蔬汁、精米粥等，可以精米、瘦肉、黄芪、西洋参熬煮为粥食用以促进患者术后康复。后续出院食物以日常饮食习惯为基础，适当增加蛋白质摄入，如鱼肉、鸡肉、牛奶、鸡蛋等；恢复正常碳水化合物摄入，如米饭、面条、蒸糕、小米粥等；脂肪类摄入根据个人习惯逐步增加，但要控制动物内脏、蛋黄、鲍鱼、鱿鱼等高胆固醇食物的摄入量；避免油腻、辛辣刺激、生冷食物摄入；适当控制牛肉、羊肉及海鲜的摄入；根据个人习惯少量多次增加酸奶等益生菌制剂摄入；较术前适当增加蔬菜、水果等高纤维素及高维生素食物摄入。

出院后，除了强调饮食调整外，一定要强调肝胆肿瘤定期复诊时间，以及院外自我护理的方法与日常注意事项，并说明按食谱饮食的重要性，定时指导患者院外饮食。

我的"妙计锦囊"

❖ 胆肠吻合术后饮食

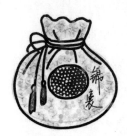

老仝是一位胆管癌手术后顺利恢复的患者，今天出院，医生叮嘱他一定要少食多餐逐步增加营养，逐步恢复日常活动和适当锻炼！要按照医生的随诊要求，半年内每个月来门诊看 1 次。还需要和以前的饮食习惯进行决裂，一定少食多餐。每次吃饭时，都要细嚼慢咽，而且每次吃完饭都不能立即躺下，需要坐 20min 左右，然后可以起来走一走，大概 30~40min 后才能考虑躺下休息。

出院还后有可能出现突发的寒战、高热，这是因为手术以后胆管有个叫括约肌的阀门没有了，导致肠道内细菌很容易倒流至肝脏内，引起急性胆管炎。一旦发生这样的情况，尤其会在寒战以后出现 39℃ 甚至 40℃ 以上的高热的时候，建议患者在最近的卫生院及时诊治，让卫生院给老仝用上三代头孢类抗生素+少量激素，最多用 3 天。之所以给出这样的建议是因为在我们病房，许多肝胆患者尤其是肝胆肿瘤患者在肝外胆管切除以后就需要做胆肠吻合术治疗，手术后解剖结构的改变导致胆管括约肌功能丧失，肠道内细菌很容易不受限制地反流入肝胆管内，一旦进入肝内血窦就会发生菌血症，引起急性胆管炎，甚至急性化脓性肝胆管炎。而此时如果不及时处理，很有可能出现严重脓毒血症等并发症，不利于肝胆肿瘤患者术后康复和免疫功能的恢复。

第十二章

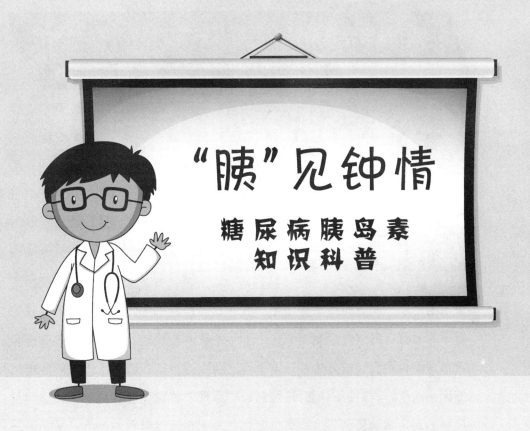

"胰"见钟情

糖尿病胰岛素
知识科普

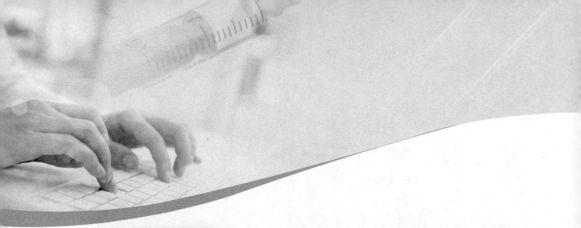

用了胰岛素真的就成"瘾君子"了吗？

❖胰岛素应用困惑

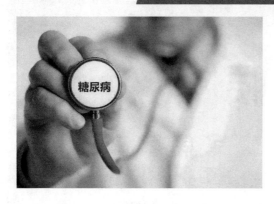

"张老师，您这吃两联二甲双胍+格列美脲空腹血糖还在11~12mmol/L，这会影响手术后刀口愈合的！您得用胰岛素控制好术前血糖啊！"听到"胰岛素"三个字，张老师那头摇得跟拨浪鼓似的。"那东西一用上就上瘾停不下来，可不敢随便用。我的血糖控制平稳，电视保健节目说只要平稳就好，继续吃药就行！"对于已经退休的张老师，天天准时收看电视台保健栏目已经成为他的日常工作。所以近十年的糖尿病他目前也是口服药物治疗，同时还时不时按照健康栏目要求买点保健品吃。最近2个月反复出现夜间胆囊结石、胆囊炎发作，决定来医院做手术治疗。虽然近一周都没有发作胆囊炎，但常规术前检查空腹血糖还是在11mmol/L，而代表最近2周血糖水平的果糖胺检测结果也高了2倍多。血糖不维持在8mmol/L以下是不能手术的，围手术期就一定需要胰岛素皮下注射来调节血糖的，可张老师坚决不打胰岛素。

"张老师，您这胆囊的毛病如果不用手术咱们也不用着急用胰岛素啊！

目前对于您这种后天的 2 型糖尿病医生也不是很主张立即用胰岛素治疗的，更主张早期通过控制饮食、加强锻炼的方式自然控制。"

"目前口服的降糖药主要有胰岛素促泌剂、非胰岛素促泌剂、二肽基肽酶 - 4 抑制剂（DPP - 4 抑制剂）和钠 - 葡萄糖共转运蛋白 2 抑制剂（SGLT-2 抑制剂）几类。顾名思义，胰岛素促泌剂可以促进胰岛素分泌，您用的就包含在内，主要是磺脲类和格列奈类。磺脲类包括格列苯脲、格列齐特、格列吡嗪、格列喹酮等，主要是通过促进胰岛 B 细胞分泌胰岛素来控制血糖的，常与二甲双胍或与其他降糖药物联合使用。格列奈类包括瑞格列奈、那格列奈等，这类药物通过增加胰岛素分泌发挥降糖作用，吸收后起效快、作用时间短。"

"您用的二甲双胍属于非胰岛素促泌剂，除了二甲双胍类，还包括噻唑烷二酮和 α-糖苷酶抑制剂两类。二甲双胍对正常人几乎无作用，而对糖尿病患者的降血糖作用明显，又不影响胰岛素分泌，还可以通过减少肝脏葡萄糖的输出，轻度减轻体重，最主要还能减少心血管疾病、死亡的风险，并预防糖尿病前期发展成为糖尿病。二甲双胍单独使用不会导致低血糖，是指南推荐治疗 2 型糖尿病的一线用药，可单独使用或和其他降糖药物联合使用。常用的罗格列酮、吡格列酮等属于噻唑烷二酮类，这类药物通过增加胰岛素的敏感性来改善血糖，但存在增加体重、水肿、心力衰竭风险的副作用。单独使用时也不会导致低血糖，但跟胰岛素或者胰岛素促泌剂联合使用就会增加低血糖的风险。对于肥胖、胰岛素抵抗明显，一般联合使用二甲双胍与噻唑烷二酮类药物。以某某波糖命名的就是 α-糖苷酶抑制剂，包括阿卡波糖、伏格列波糖等，它的作用是抑制碳水化合物在小肠上部的吸收，从而降低餐后血糖、改善空腹血糖，适用于以碳水化合物为主要食物成分、餐后血糖明显升高的患者。"

"DDP-4 抑制剂主要通过增加胰岛素分泌改善血糖。目前，国内上市

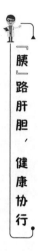
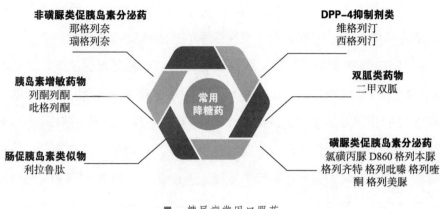

非磺脲类促胰岛素分泌药
那格列奈
瑞格列奈

DPP-4抑制剂类
维格列汀
西格列汀

胰岛素增敏药物
列酮列酮
吡格列酮

双胍类药物
二甲双胍

常用降糖药

肠促胰岛素类似物
利拉鲁肽

磺脲类促胰岛素分泌药
氯磺丙脲 D860 格列本脲
格列齐特 格列吡嗪 格列喹酮 格列美脲

■ 糖尿病常用口服药

的有沙格列汀、西格列汀、维格列汀、利格列汀、阿格列汀5种，可单药或联合使用以治疗2型糖尿病。单用不增加低血糖风险，也不增加体重。SGLT-2抑制剂主要有达格列净、卡格列净、恩格列净等，通过抑制肾脏对葡萄糖的重吸收、促进葡萄糖从尿中排泄达到降血糖目的，兼具减体重和降血压的作用，还可以降低尿酸水平、减少尿蛋白排泄、降低甘油三酯等，常常单药或联合使用以治疗2型糖尿病，不增加低血糖风险。这类药物除了有较强的降糖作用外，还有很强的独立于降糖作用之外的减少2型糖尿病患者心血管疾病、心力衰竭和肾衰竭发生风险的作用。"

"但是这些药物的应用都必须有一个前提条件，就是我们的胰岛细胞还能够通过刺激分泌我们所需的胰岛素。当反复刺激还是不能让我们的胰岛细胞产生足够多的胰岛素的时候，我们就需要让外源性的胰岛素来代替了。这样才能够保障不会耗竭我们的胰岛细胞功能，让它得以有时间部分修复对药物的敏感性，同时又能够帮助我们顺利、安稳地度过手术刺激，减少手术后感染等并发症发生的机会。"

"如果长期血糖增高，大血管、微血管都将缓慢受到不易察觉的损害，并危及心、脑、肾、周围神经、眼睛、足等。糖尿病发病后10年左右，

30%~40%的患者至少会发生一种并发症，一旦产生将很难逆转。因糖尿病截肢的患者会是非糖尿病的10~20倍。与长期高血糖导致全身各种并发症比起来，虽然长期注射胰岛素可出现皮下脂肪增生和萎缩的少数情况，但我们现在不是还没到需要长期注射的地步嘛！要是手术后胰岛细胞的功能得以部分修复，对药物敏感性比术前有所提高，在手术结束1个月左右经评估后还是可以停下来的。"

张老师听了我的上述解释后心悦诚服地用起胰岛素，血糖很快得以控制，手术顺利，恢复良好。出院时，他谈起胰岛素时再也不提使用会上瘾了！医生的职责除了看病还要给患者科普相关知识，引导患者正确进行治疗。

"百无禁忌"却"花样繁多"

❖各种胰岛素应用选择

纵观发展历史，可以根据胰岛素的来源将胰岛素分为动物胰岛素、人胰岛素（半合成或全合成）及胰岛素类似物三类。1921年加拿大科学家班庭（Banting）和贝斯特（Best）发现胰岛素并用于糖尿病治疗，当时的胰岛素主要还是通过动物（狗、牛、猪等）胰腺来获取，由于具有非同种属的免疫原性，很容易导致注射部位产生硬结甚至发生过敏反应。这样的状况一直持续到1982年美国礼来公司研发了世界上第一支生物重组的人胰岛素。生物合成的人胰岛素是一种中性或可溶性单组分胰岛素，利用重组DNA技术生产制成。虽然这种人胰岛素具有免疫原性明显下降、吸收速率更快、生物活性明显提升的优势，但仍存在不能完全模拟生理性分泌节律的问题。直至20世纪90年代，利用重组DNA技术对人胰岛素的氨基酸序列进行修饰，发明了胰岛素类似物，更适合人体的生理需要，也更符合临床需要的超长效（作用时间长）、超短效（起效快速）且生物活性和免疫原性不变的胰岛素。

由于经腹壁吸收最快，现在应用的胰岛素大多采用腹壁或大腿内侧皮下注射的方式，但因为存在一定的技术要求和疼痛刺激，一小部分患者因此对注射胰岛素望而却步。随着技术进步，给药途径也不断发生变化。按照给药方式剂型划分，除了常用的皮下注射剂，还有口服剂、气雾剂、黏膜及透皮缓释剂型等，但这些种类虽然未来应用前景可期，但大都处于临床试验中，应用还有待时日。临床上现阶段常用品种有普通胰岛素注射液，胰岛素笔+芯、胰岛素特充装置即一次性胰岛素笔、胰岛素泵等。

根据胰岛素药效作用的时间，分为超短效胰岛素（速效胰岛素）、短效（R）胰岛素、中效（N）胰岛素、长效胰岛素、超长效胰岛素及预混胰岛素。

超短效胰岛素主要有门冬胰岛素和赖脯胰岛素等。顾名思义，和普通用胰岛素相比起效迅速，注射到皮下后很快就能吸收进入血液循环，并迅速发挥降血糖作用。餐前即刻注射，起效达峰及持续时间都短，更符合人体生理胰岛素和血糖变化，尤其是使用起来方便，且更符合胰岛素的生理分泌模式。当手术前需要较迅速地控制血糖水平时，往往选择这类胰岛素制剂。

短效（R）胰岛素是最常用的一种胰岛素，皮下注射后起效时间需要20~30min，可以持续3~5h，目前主要有动物来源和重组人胰岛素。国产有重组人胰岛素注射液等，进口有生物合成人胰岛素注射液、动物源胰岛素等。对于需要长期使用胰岛素的病人，为了减少注射次数，减少麻烦，往往选择这类胰岛素制剂。

中效（N）胰岛素是在普通胰岛素中添加了鱼精蛋白和锌离子的胰岛

素锌混悬液，其起效时间明显延长至 1.5 ~ 4h，维持时间可以达到 14~20h，主要包括精蛋白锌重组人胰岛素、低精蛋白锌胰岛素、精蛋白生物合成人胰岛素等。国产的主要有低精蛋白重组人胰岛素注射液，进口的主要有中性低精蛋白锌人胰岛素、精蛋白锌人胰岛素注射液等。对于需要长期使用胰岛素的患者，如果饮食稳定，也可以选择这类胰岛素制剂。

长效胰岛素和超长效胰岛素都是胰岛素类似物，起效时间 2~4h，持续时间可以达到 24~28h，且无明显峰值出现，可以较好地模拟正常基础人胰岛素的分泌，包括甘精胰岛素、地特胰岛素、德谷胰岛素、重组甘精胰岛素等，优点是低血糖风险较少。最多用在饮食稳定、血糖稳定的患者，以及需要维持夜间血糖和减少夜间低血糖反应"黎明现象"❶ 的患者。

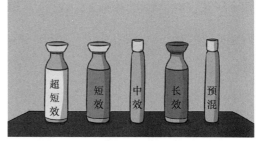

■ 常用胰岛素种类（根据药效时间分类）

预混胰岛素（双相胰岛素）是将短效胰岛素制剂和中效胰岛素制剂按不同比例进行混合，这样可以同时具有短效胰岛素和长效胰岛素的作用。目前，在临床上使用的预混胰岛素以人胰岛素制剂为主，可配制成特定比例，短效与中效胰岛素的比例可为 3∶7、5∶5 等，临床上可根据实际情况选用，也适用于需要长期使用胰岛素而尽可能减少注射的患者。预混胰岛素能够全面改善胰岛 B 细胞功能缺陷，尤其是餐时胰岛素分泌缺陷，而且在控制空腹血糖的同时能控制餐后血糖，使用方便，注射次数相对少，提高了患者的依从性。但是由于是预混，其只有有限的混合方案，很难满足比较特殊

---

❶ 指糖尿病患者在夜间血糖控制尚可且平稳，即无低血糖的情况下，于黎明时分（清晨 3~6 时）由各种激素间不平衡分泌所引起的一种高血糖状态。

的混合要求。

胰岛素的品种繁多，胰岛素制剂家族也在不断地发展壮大，更多有效且人性化的胰岛素剂型在不断地研制中。面对如此种类繁多的胰岛素制剂，且药效、作用时间不等，在不同需求的患者和应用的便捷性上又有很大区别，此时我们临床医生和患者该如何进行选择呢？其实，对于 1 型或者 2 型糖尿病又都分为强化和非强化的胰岛素治疗。强化治疗：①基础+餐时胰岛素每日 1~3 次注射；②每日 2~3 次预混胰岛素（预混人胰岛素每日 2 次，预混胰岛素类似物每日 2~3 次）；③持续皮下胰岛素泵输注（CSII）治疗。非强化治疗：①基础胰岛素每日 1 次；②每日预混胰岛素或类似物 1~2 次。具体还是需要结合自身的血糖情况、有无并发症、整体的治疗方案、经济状况等方面来选用适合自己的胰岛素制剂。初次使用和调整还是建议寻求内分泌专科医生的帮助！

"胰"见钟情，方得始终

❖阐述胰岛素治疗作用，避免并发症

糖尿病本身似乎没有直接危害，但其一旦发生并发症就如洪水猛兽般摧残着我们的身体。并发症分为急性和慢性两种。

急性并发症中以酮症酸中毒和高渗高血糖综合征最为危急。酮症酸中毒是胰岛素不足和胰高血糖素不适当升高引起的糖、脂肪和蛋白质代谢严重紊乱综合征，主要表现为高血糖、高血酮和代谢性酸中毒。高渗高血糖综合征则直接导致血浆渗透压升高，患者很快会出现脱水和意识障碍。如果诊治不及时，二者都将很快导致患者死亡。

慢性并发症的发生是糖尿病缓慢发展的结果，往往不易察觉，但危害

不容小觑，主要表现在血管、神经系统的慢性损害。血管慢性损害包括对心脑大血管的损害，也包括通过侵蚀视网膜、肾脏、下肢等部位微循环导致最终的损伤。心脑大血管损害将引起动脉粥样硬化性心血管疾病（冠心病、脑血管疾病和周围血管疾病）和心力衰竭，是糖尿病患者的主要死亡原因，往往同时合并的高血压、高血脂等，又使糖尿病患者发生心血管疾病的风险增加至少 2~4 倍。糖尿病视网膜病变是导致成人失明的主要原因，同时还是其他眼疾如白内障、青光眼、视网膜血管阻塞等早发的高危因素。我国有 20%~40% 的糖尿病患者会合并糖尿病肾病，很多患者最后肾衰竭只能通过透析来维持生命，生活质量完全无法保障。

糖尿病患者下肢动脉病变更容易导致残疾，通常表现在下肢动脉粥样硬化性病变，可以直接由远端肢体缺血逐渐进展至干瘪坏死。糖尿病足是糖尿病严重和治疗费用高的慢性并发症之一，一旦进展极易导致截肢，甚至死亡。最近的调查发现，我国 50 岁以上糖尿病患者 1 年内新发足溃疡的发生率为 8.1%，治愈后患者 1 年内新发足溃疡的发生率为 31.6%，截肢后的 5 年死亡率高达 40%！

糖尿病神经病变是糖尿病最常见的慢性并发症，病程越长（10 年以上）越容易出现。以远端对称性多发性神经病变最具代表性，表现为麻木、感觉异常等，还可以出现体温调节异常、泌汗异常及低血糖无法感知、瞳孔功能异常等。脑神经的神经病变一旦发生则会出现上睑下垂、面瘫、听力损害、面部疼痛等。当出现神经根神经丛处神经病变时则会以肢体近端为主的剧烈疼痛，单侧、近端肌无力、肌萎缩等肢体活动障碍为主要表现，十分痛苦。

糖尿病还是一种进展性疾病，随着病情发展会出现越来越多、越来越严重的并发症，生活质量完全无法得到保障。而胰岛素在糖尿病的治疗中占有重要作用，是治疗糖尿病的主要药物之一。当机体内源性胰岛素分泌不足时，就应该及时足量开始胰岛素治疗，以达到目标血糖水平稳定，预防和减缓糖尿病慢性并发症的发生和发展。胰岛素用法及用处：①1 型糖尿病，需要终生使用。②2 型糖尿病患者在改变生活方式和口服降糖药联合治疗的基础上，血糖仍无法达到控制目标的，就要尽早开始胰岛素治疗。起始治疗可以从每日 1~2 次胰岛素试剂开始。③妊娠糖尿病。④新诊断糖尿病分型困难者可以首选胰岛素治疗。对于糖化血红蛋白（HbA1c）>9.0% 或空腹血糖大于 11.1mmol/L 可以行短期（2 周至 3 个月）胰岛素强化治疗，以使部分胰岛功能得以恢复。强化治疗可以采用每天 2~4 次注射或胰岛素泵的方法，包括餐时+基础胰岛素（每天 4 次）或者每日 3 次的预混胰岛素类似物。⑤如果糖尿病病程中出现无明显诱因的体重显著下降时，也应该尽早使用。

第十三章

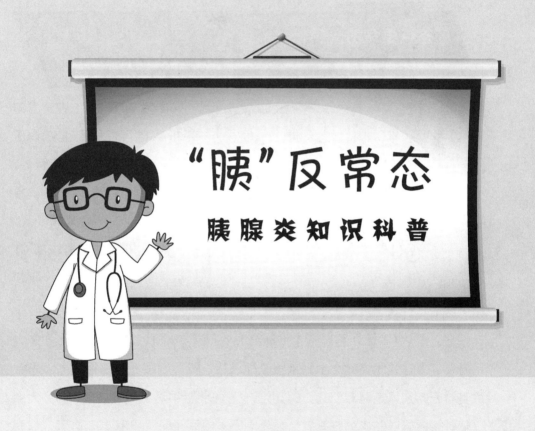

"胰"反常态

胰腺炎知识科普

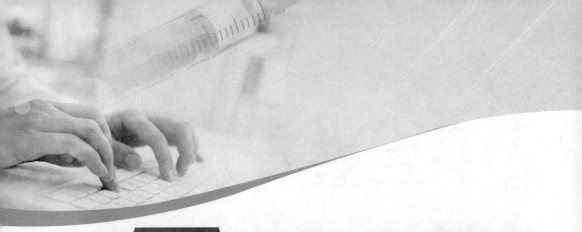

差点要命的一顿饭

❖暴饮暴食病因

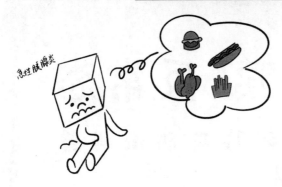

急性胰腺炎

42 岁患者，因上腹突发疼痛 2h 入院，查体上腹部均压痛，无反跳痛，墨菲征阴性，肝区无叩痛，肠鸣音减弱。急诊检查血清淀粉酶升高明显，在正常的 10 倍左右。腹部 CT 提示胰周渗出明显……诊断初步考虑急性胰腺炎。患者的腹部 CT 显示胰腺周围广泛渗出，胰头部肿大明显，单从 CT 已经可以基本诊断是急性胰腺炎。患者仍然手捂肚子蜷着身体。急性胰腺炎的渗出刺激腹腔神经丛，所以疼痛一般都很剧烈。患者身材正常，只是略微发福，CT 也没有看见胆管结石之类的异常。"今天大概什么时候肚子疼的啊？有什么原因吗？喝酒了吗？平时有高血压、糖尿病之类的吗？""今天没喝酒。就是我是个长途车司机，今天中午没吃饭，晚上吃了红烧肉，吃过后 2h 开始突然疼起来的。开始以为胃病犯了，吃了点胃药也不管用，估计应该是吃多了……"

出于职业习惯，我请他平卧，查了一下体征。仅仅上腹部压痛，正中更明显一些，跟 CT 看见胰头部水肿渗出明显相符合。其他部位没有异常，暂时排除输尿管结石、肠管穿孔等病变。血清淀粉酶确实升高了 10 倍以上，而且 C 反应蛋白这个炎症指标升到 200，血常规白细胞也升高到 $13.4×10^9$L，看来急性炎症反应还是挺快的。

"您这是因为暴饮暴食引起的急性胰腺炎，目前看情况还算稳定，需要住院进一步控制全身炎症反应，抑制住胰酶分泌等，关键需要帮助控制您的疼痛。但急性胰腺炎发展的后果需要边治疗边观察，也有可能向重症转归，所以需要你配合治疗！"

在国内，虽然引起急性胰腺炎的原因并不以饮食为主，但毕竟暴饮暴食也是一个重要致病因素，应该和胰酶大量突然分泌导致消化道功能紊乱有关，还有极大可能存在胆胰管道的汇合异常基础。但对于消化系统而言，管住嘴不过分增加胃肠负荷，还是能够帮助我们减少一些不该发生的疾病的，起码这次急性胰腺炎是可以避免的。

重症监护室的 14 个黑白日夜

❖重症胰腺炎的多脏器影响

"医生，昨天收的那个胰腺炎患者，心率比较快维持在 100 次/min，脉氧也只有95%呢！"管床的护士告诉我。心率快应该先考虑体内容量不足，和腹腔渗出导致体内水分丢失在无效的第三间隙有关。再考虑全身炎症反应。先快速输进平衡盐液，顺便查个血气和 C 反应蛋白！还有，输液后测个中心静脉压！患者住院后常规吸氧、心电监测，立即给予了镇痛对症治疗，同时生长抑素抑制胰腺外分泌功能，蛋白酶抑制剂（加贝酯）抑制与疾病进展有关的胰蛋白酶、糜蛋白酶、弹性蛋白酶等的释放和活性，达到改善胰腺微循环治疗的目的。为了早期改善有效循环血容量和器官灌注不足，采用了目前最新的"目标导向治疗"补液策略。根据估算的基础需要量和流入组织间隙的液体量进行了快速扩容，生命体征一直维持得还不错。

"现在哪里不舒服吗？"在问患者的同时，我下意识地扫了一眼监护数据，心率 105 次/min，窦性心律，心律齐。血压 130/85mmHg。血氧饱和度吸氧状态只有 94%。患者呼吸比正常频率快。"还好！已经不太疼了，就是肚子胀得厉害！"他说话时似乎有点喘，对治疗还满意，但全腹都比昨天膨隆显著，叩诊鼓音明显扩大，肠鸣音基本听不到。"血气结果出来了！"护士把血气分析的报告单递给了我。血气分析主要用来评估患者动脉血中的酸碱平衡和电解质情况。结果比我预想得差，明显的代谢性酸中毒，同时氧分压和二氧化碳分压都下降，可能还合并有呼吸性碱中毒。也就是说，患者体内酸碱环境紊乱明显。关键是血中 C 反应蛋白比入院时又升高了，血钙也较正常值偏低。这些都预示着病情还在持续恶化中。"尿量怎么样？"急性胰腺炎的全身并发症包括全身炎症反应综合征、器官功能衰竭、脓毒症、腹腔内高压/腹腔间隔室综合征和胰性脑病，其中器官衰竭是最严重的全身并发症，也是致死的主要原因，主要表现就是呼吸功能、肾脏功能和循环功能衰竭。"早上交班到现在没有小便，快速输液 500ml 已经完成了。"护士汇报说。但情况不是很妙，这样下去有可能出现脏器功能不全，甚至衰竭。目前，急性胰腺炎国际公认分为轻症、中重症和重症，患者已经处于中重症阶段，似乎要向重症发展，而放在普通病房无法进一步实现有创的监测，病情一旦恶化也没有足够的设备支持治疗，最稳妥的办法就是转到重症监护室继续治疗。所以立即联系了重症监护室的主任，他来会诊了患者以后也同意我的观点，赶紧安排监护室收治。

患者转到重症监护室的第二天早上，患者已经开始呼吸机无创辅助呼吸了，而且正在床边进行持续性的肾脏替代治疗，也就是血浆滤过吸附。

这样可以起到暂时替代肾脏排泄、吸收的功能，帮助排除体内炎症因子和维持酸碱平衡。通过膀胱测压，腹腔压力达到腹腔内高压 II 级了，维持得还好，一直没有再升高。如果持续性膀胱压大于 20mmHg，发生腹腔镜间隔室综合征时就需要把肚皮打开减轻腹腔压力了。而腹腔镜间隔室综合征会因为持续的腹腔高压严重影响内脏血供，导致腹腔和腹腔外重要的脏器功能障碍，死亡率极高。

"患者从监护室回来了！"护士语气中透露出家人般的喜悦。"吸氧、心电监测都上好啦！"虽然短短 2 周，短短 14 天，患者已经面色憔悴，看起来苍老了许多。虽然每天的肠内营养不断地经鼻肠营养管滴入体内，但体重仍然减轻了约 10kg，体力甚至不足以支撑他起来进行轻微的活动锻炼。但现在病情逐步好转起来了，复查的腹部 CT 提示胰周广泛渗液积聚也没有再扩大和感染迹象，目前也没出现腹腔感染和全身感染这些后继严重并发症的表现。患者回到病房以后，继续通过肠内营养支持，在护士精心的饮食指导下，逐步恢复了正常饮食和锻炼。一个半月后，患者终于顺利出院了。

不听话的酒厂销售

❖ 酒精因素

患者小茆，是当地一家酒厂的销售，因工作原因，经常喝酒。第一次出现喝酒不久肚子疼，急诊入院。他是饮酒后上腹部持续疼痛。急性上腹痛的原因有很多，如急性胃肠炎、急性胆囊炎、急性胰腺炎、上消化道穿孔、心绞痛、主动脉夹层等。急性胰腺炎典型的腹痛多位于上腹或左上腹，可以放射至背部、胸部或左侧腹部，而且多为钝痛或锐痛。但往往腹痛的程度和部位与病情的严重程度没有直接相关性。还有人会出现伴随症状包括恶心、呕吐、腹胀、黄疸及发热等。有意义的实验室检查是血清淀粉酶和/或脂肪酶。血清淀粉酶一般会在发作后 6～12h 内升高，3～5 天恢复正常；与淀粉酶相比，脂肪酶升高则会出现更早并且持续更持久一些。但无论淀粉酶还是脂肪酶的数值高低都不能体现病情的严重程度。结合症状、体征和实验室检查，以及腹部 CT 检查，基本就可以在发病的初期进行明确诊断。当然，如果条件允许，增强 CT 可以更精确判断胰腺坏死和渗出的范围。一般符合以下 3 条中的 2 条就可以作出急性胰腺炎的诊断：① 上腹痛，尤其是急性、突发、持续、可向背部放射的上腹痛；② 血清淀粉酶和/或脂肪酶活性至少高于正常上限值 3 倍；③ 增强 CT 或磁共振见典型胰腺水肿或胰周渗出积液。而小茆 3 条都是很明确的，自然收治入院以禁食、补液、抑制胰酶分泌和活性为主的方案治疗。也就是那次才知道小茆卖酒还很能喝酒，并且每次都喝不少。

乙醇目前在我国引起急性胰腺炎的病因中排在第二位。致病的机制不同于乙醇在肝脏内氧化代谢途径引起的损害，在胰腺腺泡内则是以非氧化代谢途径损伤为主的。乙醇在胰腺腺泡内通过脂肪酸乙酯合成酶结合了胰腺内的主要酶类——脂肪酶，合成脂肪酸乙酯后直接结合胰腺腺泡细胞膜导致细胞内能量发生器——线粒体受损，同时在氧化和非氧化途径共同产生的乙醛、活性氧等有害成分共同作用下导致胰腺损伤、产生自身消化及不断的炎症反应，最终导致急性胰腺炎。而由于胰腺具有强大的内外分泌多重功能，分泌多种消化酶类，所以急性胰腺炎的炎症反应不光体现在胰腺脏器本身，还通过自身炎症反应放大器的作用产生更多的炎症因子并遍布全身，导致更多脏器受到损害。

小茆的第一次治疗比较及时，程度只达到轻症范围，5 天时间就基本没有任何症状了。但患者出院后继续喝酒。没过 1 个月他又入院了，这次还是因为喝酒诱发的胰腺炎急性发作。打那以后，小茆经常喝酒后出现上腹疼痛，反复来医院治疗。

总有人认为工作重于健康，岂不知没了健康，还要工作干吗呢？爱工作，爱这个世界，请先爱自己！

钻石价值的一粒"砂"

❖胆管结石因素

患者陆大美因为突发上腹绞痛经过急诊的流程化检查后诊断为"急性胰腺炎、急性胆管炎、胆总管结石、胆囊结石"。诊断明确后给予解除痉挛、镇痛等药物治疗，同时生长抑素抑制胰酶分泌，腹痛情况有所缓解。陆大美2个月前因为吃完饭后感觉"胃"不舒服来消化科门诊。胃镜检查以后却没有什么大问题，彩超显示是胆囊结石捣的鬼！而且陆大美的胆囊结石是黄豆大小的石头，至少几十枚！对于这种结石肝胆胰外科是最担心的，因为稍有胆囊炎发作导致小石头滑入细长的胆囊颈部很容易嵌顿导致胆囊梗阻、化脓甚至坏疽穿孔。而如果石头经过胆囊颈管滑入胆总管内就会引起急性胆管炎，轻则肝功能损害、胆管受损，重则发生急性化脓性梗阻性胆管炎、急性胰腺炎等，都是比单纯胆囊结石后果严重得多的并发症。而对于胆囊结石这种常规病症的手术治疗，只需要简单的腹壁3个小孔就可以解决，手术后当天就可以下床活动进食，应该毫无理由拒绝的。结果出乎我们意料，陆大美竟然完全拒绝我们的手术建议，认为不疼肯定不需要处理，所以无论医生如何劝说都是以"最近事情忙，我再想想看"来敷衍。最后，我们只能给出注意避免油腻饮食的小建议。

今天吃完饭就有胆囊里的小石头滑落到胆总管里了，关键从 CT 来看还是好几枚结石，正好一枚小结石嵌顿在胆总管下端。正看着 CT 呢，消化科刘主任也来会诊了，面对上也不是下也不是的结石，这下必须考虑手术了。"大美，你这结石嵌顿的地方太刁钻了，还得我们两科联手才能解决啊！"其实，这只是我们两科联手处理得最简单的 1 例，但对陆大美来说，可是肠子都悔青了。一直在那自言自语："这都怪我自己，早听你们的就好了！"

因为结石嵌顿在胆总管下端，如果单纯保守治疗很快就会出现急性梗阻化脓性胆管炎，而且急性胰腺炎最主要的诱因无法去除还有可能会进一步加重，所以刘主任立即着手准备行 ERCP 治疗，也就是经十二指肠在内镜下把胆总管结石取掉。受限于我们目前还没有可以同时进行内镜造影和腹腔镜手术的"杂交"手术间，陆大美就必须在十二指肠镜下将胆总管结石取尽后，需要在胆总管内保留一根引流胆汁的鼻胆管，观察 1~2 天没有出现 ERCP 的并发症后，接着在全身麻醉下进行腹腔镜胆囊切除术这种常规的手术，这样才能从根本上去除急性胰腺炎最主要的发病诱因——胆道结石。

经过手术治疗，陆大美要出院了，他不好意思地来跟我道别："这次真是怪我自己了。多花钱还多受罪，这算人生磨难吧！"患者对医生的信任很重要。

"母女平安"才是最大的安慰

❖高脂血症因素

"呀！这不是冯大夫吗?！您好啊！""我是怡宁妈妈呀！""没认出您来！您现在太瘦了，跟 6 年前相比差别太大呀！没认出来，真的不好意思！"看着眼前怡宁的妈妈——一位年轻的少妇，很难跟 6 年前那位身怀六甲的胖胖的母亲联系在一起。但只要提起"怡宁"，我们科室都再熟悉不过了，因为这个名字取自"胰腺安宁"，怎么能让人不记忆深刻呢！

当时的怡宁妈妈 26 岁，怀孕时胃口特别好，饭量惊人，一顿至少 8 个鸡蛋，每天 3 大瓶牛奶，鸡鱼肉甚至生猛海鲜都不在话下……到了差不多孕 32 周的时候，她那原本 45kg 的娇小身材愣是增长了近 25kg，产科医生劝她一定要控制饮食，结果她还是无法控制。产检抽血时，她抽出的一管血差不多 2/3 都是白色浑浊的油脂成分，这才发现甘油三酯已经飙到 30mmol/L 了。

就在她下决心控制饮食的时候却为时已晚，抽完血检查才 2 天，她突然出现恶心呕吐，还有持续的上腹剧烈疼痛。当时还以为要早产了呢，所以首先就到产科就诊，但产科医生一看，这胎儿还没完全成熟呢，再说上腹痛跟产科关系也不大啊，就将患者分到了普外科。

因为是孕妇，检查还是受到诸多限制。血清淀粉酶升高了近 4 倍，彩超检查提示胰腺特别是胰头周围渗出明显。经多位高年资医师讨论后还是倾向于判断患者是急性胰腺炎。因为近些年高脂血症性急性胰腺炎发病逐渐增多，甚至逐步取代乙醇因素成为第二位致病因素。同时具有发病年龄轻、复发率高、糖尿病、脂肪肝等特点，极易发展成为重症，死亡率甚至高达 30%～50%。血清甘油三酯越高越容易诱发急性高脂血症性胰腺炎，这可能与游离脂肪酸的细胞毒作用、钙超载与内质网应激、微循环障碍、氧化应激、炎症介质-细胞因子损伤、细胞信号转导通路、基因多态性等有关。常规的治疗方法是口服降血脂药物降低甘油三酯、肝素联合胰岛素控制、血脂吸附和血液滤过的方式进行血液净化、全腹芒硝外敷、基因治疗及免疫治疗等。但面前是一位腹内胎儿还没有完全成熟的孕妇，一切治疗都无法回避而又不得不面临一个重要的瓶颈问题——如何尽可能地确保母女平安？

　　患者的病情没法等待，更没法等胎儿完全成熟，因为患者腹腔容积基本被增大的子宫占据，胰腺周围渗出的刺激和炎症反应导致肠管蠕动减弱，腹膜后神经丛的刺激也导致腹胀明显，患者很快就因为腹腔压力增高，呼吸出现急促，胎动减弱了，子宫被动刺激开始出现不规律地收缩。胎心监测提示胎儿很有可能很快就会出现宫内窘迫缺氧。情况很危急！继续保守治疗下去很快就会出现大人和孩子都难保得住的情况。全院立即组织普外科、妇产科、麻醉科、重症监护室、新生儿科等多学科急诊会诊，在取得患者家属知情和支持后，开始了积极手术准备。上手术台前，低剂量 CT 平扫可见胰腺周围渗出严重，部分集聚在包膜下，所以台上产科医生实施了剖宫产，肺脏还没有完全发育成熟的孩子立即被送到新生儿重症监护病房治疗，我们则把胰腺包膜切开减压引流。手术后，患者迅速进入重症监护室上呼吸循环支持……一切都默契而有条不紊地进行。大家都只有一个信念：把患者救过来！

　　医学不会出现奇迹，但这次多学科努力帮助怡宁妈妈创造了一回奇迹，所以她才给自己的女儿取了这么一个有意义的名字。

第十四章

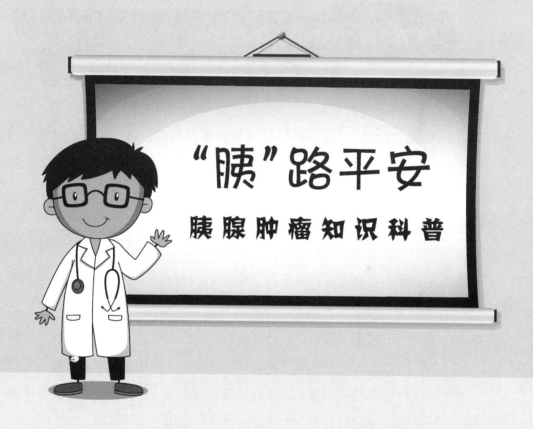

"胰"路平安

胰腺肿瘤知识科普

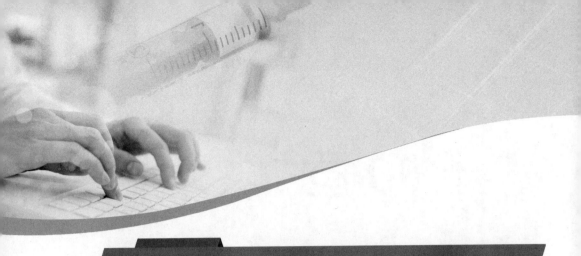

被冤枉的"精神病"患者

❖ 胰岛细胞瘤

"冯主任，今天5床陈女士出院，她可高兴了！"护士长在办公室开心地念叨着。提起陈女士，现在30岁的她阳光灿烂、精神饱满。但谁能想到，就在手术前的2年时间，她被带到各类精神病医院看了大半年的"病"呢！

还得从2年前说起。当时陈女士在镇上工厂上班时突然意识不清，经过当地卫生院"抢救"很快好转，但头颅CT检查没有发现任何问题，加之以前也没有类似症状，家里也没有人有过相同的情况，所以也就没当回事。哪知道，随后又出现2次突发意识不清，也是经过"抢救"很快好转，同时还有轻度抽搐表现。当时有医生给出"癫痫"的诊断，经过医院磁共振再次检查没有发现脑子里面有什么异常，于是开了点治疗癫痫的口服药物治疗。虽然没有再出现意识不清和抽搐的情况，但她的家人发现她的行为越来越难以理解，她经常偷偷在口袋里揣上很多吃的，时不时就吃东西。甚至在夜深人静的时候，她的丈夫也发现她偷偷溜进厨房找吃的。她白天有时候神情恍惚，精神不容易集中。工作也不能做了，还被家人带到精神病医院就诊，从此走上了漫漫的就医路，甚至还有一次被关在精神病院治疗了半个月。

直到有一次她的一个亲戚跟我偶尔谈及此事，我就回了他一句："以

150

前我们有个患者也是以精神异常住院的，结果查出来是胰腺长了个有功能的胰岛素瘤，她也需要排除一下胰岛素瘤吧！"无心插柳柳成荫，陈女士就这么被查出来了胰岛素瘤。其实，通过住院后详细了解病史，还是能够从中窥出一些早期端倪的。例如，她在几次意识障碍后发现通过进食就可以明显改善不适感，导致她随后无论到哪里都需要寻找吃的东西。如果当时有条件给她测量一下血糖可能会早一些发现她的躯体问题，而不是精神问题。

胰岛素瘤又称胰岛 B 细胞瘤，以分泌大量胰岛素而引起发作性低血糖症状群为特征。虽然发病率很低，但在胰腺神经内分泌肿瘤仍是最常见的。90% 左右会引起低血糖的症状，最典型的表现就是耳熟能详的"Whipple 三联征"了：①反复发作低血糖；②发作时血糖低至 2.8mmol/L 以下；③摄入葡萄糖后症状立刻能缓解，低血糖时血清胰岛素/血糖比值大于 0.3，这也是诊断胰岛素瘤的一个重要标准。其余的临床表现就比较多样了，大致被分为两类：一类是由于低血糖诱发的儿茶酚胺释放症状，如心慌、手抖、脸色苍白、全身出汗等；另一类则是由于低血糖导致脑组织缺乏葡萄糖而引起的神经性低血糖症状，如人格改变、精神异常、癫痫、昏迷等。比较罕见的首发症状还有偏瘫、失语、发作性精神障碍、意识障碍、发作性舞蹈病等。其临床表现具有多样性和不典型性，很容易与神经内科、精神科一系列疾病混淆，所以胰岛素瘤患者在确诊前大多有被误诊的经历，被误诊为癫痫、神经症或精神分裂症、脑肿瘤等。也有一些胰岛素瘤是无功能性的，一般发现会比较晚，大多是在肿瘤增大以后形成对周围器官和组织的压迫、侵犯，诱发腹痛或胃肠道症状而被发现。位于胰头的肿瘤，部分甚至因为出现胰胆管梗阻的临床表现而就诊被发现。所以胰岛素瘤早期诊断困难，很容易出现误诊，详细的病史询问可能带来一些线索。

胰岛素瘤往往存在高胰岛素分泌症状，常表现为血糖高代谢及高胰岛素水平，测定空腹血糖和血浆胰岛素水平具有最基本的诊断价值。与低血糖症状发生时的即刻血糖相比，糖化血红蛋白由于能够更客观地反映过去2~3个月的血糖水平和疾病的病理状态，而且稳定性好，检测不受饮食、时间等因素的影响，常被作为胰岛素瘤的筛查指标。

影像学检查方面，由于胰腺体、尾部容易受到肠管气体干扰，所以超声的应用受到很大限制。不过随着内镜超声及腹腔镜超声的应用，超声这种无创便捷手段在发现及手术中的应用又再次显现优势。对于大于等于1cm的肿瘤主要依靠增强CT和/或磁共振来进行明确，当然目前无创检查也有通过正电子发射体层成像（PET）-CT检查的报道。另外，经动脉钙剂刺激肝静脉取血测胰岛素、经皮经肝门静脉置管分段取血测胰岛素等有创的功能性检查手段，因为不必依赖肿瘤的大小、位置和血供情况，而且能够明确肿瘤为单发或多发，主要用于小于1cm肿瘤的诊断，更因其为有创检查且费用高、操作复杂，所以只适用于疑难胰岛素瘤的定位诊断。

目前，手术是根治胰岛素瘤的唯一方法。根据部位和大小，通过术中超声定位的方法实施包括胰岛素瘤局部剜除术、胰体尾切除术、胰腺节段切除术、保留十二指肠的胰头切除术等手术方式。但一定要在术中监测血糖变化。如果切除肿瘤后血糖仍无明显升高，则一定要仔细排查是否存在多发病灶可能，以防遗漏。

胰腺"泡泡"的决断

❖ 胰腺囊腺瘤、囊腺癌

过去因为胰腺位置深，前方又有胃肠道的干扰，且起病隐匿，没有显著的临床症状，所以胰腺的检查受到很大限制。近年来，随着CT的普及，胰腺囊性疾病的检出率明显增加，这也让体检发现胰腺囊性疾病的患者产生很大困扰和担忧："我这个胰腺上的'泡泡'到底是什么毛病？算不算癌？要不要治疗？"

其实，胰腺上发现的这些囊性疾病是一组异质性显著、组织形态学多样的病变，包括假性囊肿和囊性肿瘤。其中假性囊肿占 70% 以上，而真正的胰腺囊性肿瘤只有不到 30%。胰腺囊性肿瘤相对于胰腺癌等其他恶性肿瘤，发病率为 2%～45%，主要包括浆液性囊性瘤、黏液性囊性瘤、实性假乳头状瘤、导管内乳头状黏液性瘤、囊性胰腺神经内分泌瘤，以及非上皮来源的囊性肿瘤等类型。胰腺囊性肿瘤多数是良性的，只需要保守观察，而有一部分因为具有恶变可能，就需要抢先干预治疗，因此对胰腺囊性肿瘤的精准判断显得尤为重要。临床目前最常采用的是根据病史特点、发病年龄、肿瘤位置结合增强 CT、磁共振联合 MRCP 影像学特点和术中超声、穿刺液分子检测等办法来进行区别判定。

胰腺假性囊肿的判断要点在于病史，最常继发于胰腺创伤或急慢性胰腺炎。多数胰腺假性囊肿可通过影像学检查来明确，在 CT 或者磁共振下大多边界清楚，无分隔的单房性壁薄或均匀的厚壁的囊性表现。胰腺假性囊肿由于并非真正的肿瘤病变，所以恶性潜能低，对于无症状及无破裂风险者完全可以保守治疗，自然消退率在 50% 以上。

浆液性囊性瘤占到胰腺囊性肿瘤的 30%，好发于老年女性，俗称"奶奶瘤"，其中一半以上位于胰腺体尾部。肿瘤既有单囊的也有多囊的，绝大多数囊液清亮稀薄。影像学典型表现为可见中央卫星斑或日光放射状钙化，囊间隔增强扫描有强化。而穿刺囊液的 CEA 水平和淀粉酶水平都比较低。浆液性囊性瘤多为良性肿瘤，预后好，通常的建议就是密切监测和随访。如果肿瘤的直径大于 6cm，就应该积极进行外科手术治疗。但对于出现腹部疼痛、肿块压迫、呕吐、黄疸等相关的症状，肿瘤位于胰头部，无法完全排除恶变甚至呈侵袭性生长表现的肿瘤，则无论大小都要积极进行外科手术治疗了。如此即使术后病理证实是恶性的，术后仍然可以获得长期生存。

黏液性囊性瘤占到胰腺囊性肿瘤的10%，好发于中年女性，俗称"妈妈瘤"，好发部位同样位于胰体尾部。肿块边界清楚，多为单房，少数可以为多房。大多数的黏液性囊性瘤的囊液是黏稠状的，检测囊液CEA水平较高，而淀粉酶水平比较低。黏液性囊性瘤不同于浆液性囊性瘤，它是一种癌前病变，具有恶变倾向。早期的手术切除是改善预后的关键。如果出现腹部疼痛、肿块压迫、呕吐、黄疸等相关的症状，或者肿瘤大于3cm，又或者增强CT上存在囊壁结节或实性成分或蛋壳样钙化或者囊壁厚度超过2cm，其他如果囊液细胞学检查提示恶性可能就需要及早手术切除。

实性假乳头状瘤占到胰腺囊性肿瘤的5%，好发于青年女性，病变分布在胰头、体、尾部的比例大致相同。CT表现多是囊实性的，而且有厚的包膜部分存在，部分会有瘤内出血，还有部分会伴有周边钙化。增强CT下，肿瘤的边缘可出现不规则的强化。该种肿瘤如果采用磁共振检查，则可以更好地显示肿瘤内部结构，包括囊内分隔的特征与分布。瘤内囊液多呈血性，CEA水平比较低。实性假乳头状瘤目前被世界卫生组织归为低度恶性肿瘤，部分可伴有肝脏或腹膜的转移。一旦确诊或者高度怀疑，都应该积极手术治疗，即使出现转移在术后生存期也较长。

导管内乳头状黏液性瘤占到胰腺囊性肿瘤的50%～60%，因与胰管相通，所以大部分好发于胰腺的头部及钩突部。人群多发于老年人，男女比例基本相同。MRCP上就可以清晰可见与胰管是相通的，根据与主胰管位置关系可分为主胰管型、分支胰管型和混合型3种。肿瘤囊液往往是黏稠的，其中CEA水平多为中高程度，淀粉酶水平升高。36%～100%的恶变倾向决定了对于导管内乳头状黏液性瘤必须采取更加积极的手术治疗。主胰管型和混合型恶变程度高，多数建议手术治疗。分支胰管型由于恶变率相对偏低，肿瘤小于3cm可先密切随访观察，根据随诊情况特别是老年人全身情况决定手术治疗方案。

虽然这么说，但即使专业人士都无法完全准确对胰腺囊性肿瘤进行诊断。对于普通人士，我们只希望能够通过一些典型特征表现作出初步判断，以免增加不必要的担心，又避免因为不重视而贻误病情。

谈 "胰" 色变

❖ 胰腺癌

老罗再次来到门诊时还是让我有些意外，虽然他的儿子已经事先通过电话告诉我最近老罗食欲减退明显，腹胀厉害，但真见到他还是没想到他如此骨瘦如柴，只剩下腹部膨隆得犹如怀胎十月。不过老罗精神状态还不错，走起路来气力只是稍微有些减弱。

老罗因为胰头导管腺癌 2 年前在我们医院做了胰十二指肠切除术（一种需要切除部分胃、十二指肠、起始段小肠、胆管、胰头、钩突等的大手术），为了达到根治的目的，当时我甚至还给他做了肠系膜上动脉 270° 的淋巴结廓清，这样可以最大限度地清理掉胰腺癌的腹腔神经丛侵犯转移，当然这也导致他手术以后很长一段时间进食后都有点拉肚子。手术以后，他顺利进行了 6 个疗程的化疗。说来也还算不错，随后的 1 年多时间里，每 2 个月一次的复诊情况都还是比较平稳的。直到 2 个月前再次复查时，血中 CA19-9 跟以前比有所升高，他还跟我说最近老是在吃饭后出现一阵阵的脐周疼痛，我马上预感不妙。果真，经过全腹部增强 CT 检查，老罗腹腔大血管根部还是出现了肿瘤复发的迹象。但老罗跟他儿子商量后不愿意再做化疗了，最新靶向药物联合免疫药物的临床试验也不想参加。没办法，只好安排老罗进行局部的伽马刀放疗，起码可以减少他的腹痛情况。

也还算不错，经过局部放疗的老罗腹痛情况确实好转了，但就是吃饭没有胃口。这不，经过半个月的思想斗争，随着老罗肚子愈发膨胀起来，他只好来医院再次住院治疗。

住院后经检查 CA19-9 没有持续增高，起码这说明腹胀不是由肿瘤复发引起的。血清中总蛋白、白蛋白、前白蛋白等检查都很低，彩超提示腹腔大量腹水，营养评估严重营养不足。我们首先考虑还是饮食不足导致的低白蛋白血症和腹水，所以立即予以补偿外源性白蛋白，加强肠内肠外营养支持。经过近 2 周的调整，老罗终于基本恢复了饮食，肚子再也不胀了，虽然体重还是不到 50kg，但起码可以恢复正常的活动锻炼了。无论如何，老罗总算又渡过一劫，带着我们的饮食指导方案先回家调养去了。

这就是胰腺癌，在我国国家癌症中心发布的 2003—2013 年居民癌症数据中，统计了 659 732 例恶性肿瘤患者。其中，胰腺癌 17 823 例，发病率在所有恶性肿瘤中排在第十位，在男性患者中位列第八位，在女性患者中位列第十一位。然而，胰腺癌的死亡率在所有恶性肿瘤中排第五位，5 年相对生存率仅为 7.2%，在常见恶性肿瘤中是最低的，是真正的"癌中之王"。虽然总体的发病率不算高，但全球发病率和死亡率逐年上升，预计在 2030 年将成为恶性肿瘤的第二大杀手。它具有高复发转移率、高死亡率、低早期诊断率、低切除率、低药物有效率和低生存率的特点。胰腺癌防治效果差的主要原因包括病因不清、无法预防和早期诊断困难，而现有治疗手段的效果又均已达到瓶颈，短期内很难再有突破，即使在医疗条件发达的美国，5 年相对生存率也仅为 8%！虽然随着现代医学对胰腺癌进行了不断深入的探索，从放化疗到免疫治疗，从分子信号通路到基因测序，理论上的进步却对提高患者生存率没有起到很好的临床疗效。

胰腺癌 95% 以上是导管腺癌，由于缺乏有效的辅助治疗措施，手术切除仍是目前唯一可能达到治愈的治疗手段。

近几十年来，胰腺癌的外科治疗取得了长足的进步，围手术期治疗和护理理念及手术的方法包括腹腔镜、机器人等微创手段的发展，都使胰腺癌围手术期病死率和术后并发症发生率显著下降。但是，胰腺癌由于其特殊的解剖部位及它的肿瘤生物学行为——侵袭性强，容易并发局部神经和血管侵犯，亲神经性和胰周极为丰富的淋巴管又使其很早即可发生远处转移，而且对目前常规的治疗手段如化疗、放疗、分子靶向治疗等容易产生耐药性，使总体手术切除率和远期生存率的提高并不理想。在过去100多年胰腺癌外科发展的历程中，为了提高切除率，改善远期疗效，许多学者对胰腺癌进行了各种手术探索。目前，人们已充分认识到，虽然胰腺癌根治手术切除至关重要，但生物学行为是决定预后最重要的因素。近年随着人类大规模基因组测序技术的飞速发展，对胰腺癌进行了全基因组测序，在此基础上提出了胰腺癌的分子病理分型，为深入研究胰腺癌的临床生物学行为，进而改善其治疗现状带来了曙光。

胰腺癌由于具有丰富的致密间质，肿瘤间质屏障使化疗药物难以到达肿瘤局部而起效，所以没有像胃肠道肿瘤一样的化疗易感性。胰腺癌新辅助治疗的研究虽已悄然超越手术成为当下该领域的热点，但目前国际上还没有标准的胰腺癌新辅助化疗方案，作用也还不十分明确，术后各中心使用的化疗方案（周期、剂量等）差异也比较大。目前形成共识的指导性方案还是以 FOLFIRINOX（奥沙利铂＋伊立替康＋亚叶酸钙＋5－氟尿嘧啶）、吉西他滨＋白蛋白结合型紫杉醇和吉西他滨＋替吉奥 3 种方案较为常用。

通过分子分型、基因检测等新兴诊疗手段，辅以新辅助化疗结合放疗、免疫治疗、分子治疗、靶向治疗等综合治疗方式，为改善胰腺癌患者的预后，提高胰腺癌患者的远期存活率提供了一条更广阔的道路。

外科医生坎坷的终极"摘冠之路"

❖ 手术难度最高的手术

世界上第一例真正针对胰头部病变的胰十二指肠切除术竟然是在清朝戊戌变法的 1898 年，由一名意大利医生完成的。

1935 年，惠普尔（Whipple）等人在前人手术探索的基础上，实施了后来的标准胰十二指肠切除术的原形形式的手术，意味着胰头癌外科切除时代的到来。我们耳熟能详的胰十二指肠切除术之所以又称为 Whipple 手术，就是为了纪念惠普尔对该术式的贡献，并且至今逐渐演变成为治疗胰头癌的标准术式。该手术方式虽然几经改良，切除范围也经历了扩大、缩小直至标准化之争，但手术总的切除范围还是包括了胰头、钩突、十二指肠、第一段空肠、胆总管、胆囊、胃幽门、远端胃窦、与肿瘤相邻的横结肠系膜软组织部分这些主要脏器，同时还需要规范清扫其周围的脂肪、淋巴、神经丛组织。手术不仅涉及的脏器多，而且还存在不同来源器官组织结构间的消化道重建，手术技术和方法涵盖了胃肠、肝胆胰、血管等诸多专科领域，而整个治疗过程中的理念更是覆盖营养、介入、消化、护理等诸多交叉学科。

一直以来，按照标准术式完成胰十二指肠切除术是大多数外科医生最具挑战性的手术方法之一，也是一名高年资外科医生成熟的标志。同时，该术式术后并发症多，且胰瘘并发症凶险，是不少肝胆胰外科医生的梦魇，把胰十二指肠切除术的患者管理好并使其顺利恢复，是一个学科和团队成熟的标准。

"你这复查的结果不错，继续定期复查随诊吧！"陆女士是我 2018 年开展的我市首例腹腔镜胰十二指肠切除（LPD）患者，由于是第一例，团队合作欠佳，所以手术完成时间将近 8h，不过手术总算顺利。但术后的恢复确实让我们的护理组老师感慨。相较传统开腹，LPD 术后患者下床活动、肠功能恢复的时间都显著提前，疼痛也较轻，早期进食和出院时间都明显提前了。陆女士随诊 3 年了，病情稳定，肿瘤没有复发迹象。我们团队在成功的鼓舞下，又接着顺利完成了十几例 LPD。

随着微创外科手术设备的创新与发展，腹腔镜等微创技术在各个学科得到广泛的应用和开展，但由于肝胆胰手术的复杂性和吻闭合器械的无法替代性，一直没有得到广泛推广和应用。1994 年在冈纳（Gagner）与蓬普（Pomp）报道了世界首例 LPD 以后，由于术后高死亡率及严重的并发症，同时腔镜下的切除及消化道重建对于外科医生仍是一项巨大挑战，直接导致在随后的 10 年里，腹腔镜肝胆胰手术特别是最复杂的 LPD 发展缓慢。近 10 年，随着外科医生手术技巧的进步及腔镜设备的改进与提高，极大地促进了 LPD 的技术成熟和规范，即使作为胰腺手术中最困难的"珠峰"，也得到了迅猛发展。

LPD 是目前最复杂的腹腔镜手术之一，需要手术团队的默契配合才能减少手术时间，降低术者的体力消耗。研究证实，LPD 在减少手术失血、缩短住院时间、减少主要并发症、降低术后疼痛、加快术后恢复等方面较开腹手术具有明显优势。最佳适应证是胰头部及壶腹周围的良恶性肿瘤，慢性胰腺炎伴有胰腺结石者也可以选择腹腔镜手术。目前，国内较大的胰腺中心完成 LPD 的数量都能够达到 200 例以上，随访观察的结果也证实相较开腹手术，其具有同样有效的肿瘤根治效果。

无论是大的胰腺中心还是我们这些地市级单位，都在合适的适应证范围内将 LPD 推广应用，不断造福患者。

停下来思考，为了未来之路

❖ 胰腺癌的目前治疗及未来趋势

胰腺癌总体发病率和死亡率逐年上升，5 年相对生存率仍然极低，手术切除是目前唯一可能达到治愈的手段。但由于肿瘤的高侵袭性，很容易沿周围淋巴、神经转移，甚至很早就发生远处转移，同时解剖部位的特殊性决定其又极其容易侵犯周围重要的血管、神经。这些都造成手术能够达到根治切除的比例只能勉强维持在 20%，而近 80% 的患者存在无法切除或者无法达到根治切除的情况。同时，由于胰腺癌以肿瘤间质生长占主导，肿瘤细胞周围间质致密，传统的抗肿瘤化疗药物很难达到肿瘤局部起效。由于胰腺癌患者生存时间有限，对临床抗肿瘤药物的筛选也造成一定的困难。

如何能够更早、更好地检测甄别胰腺癌患者；是否能对胰腺癌进行精确的分型以方便治疗方案的选择；如何选择合适的新辅助化疗方案，帮助可切除或者局部进展患者能够获得根治切除的机会；术后是否能有更好的放化疗以及靶向治疗、免疫治疗组合方案以突破胰腺癌的生存期限；术后调强放疗、适形放疗和伽马刀甚至质子、重离子等放疗；中医中药治疗对晚期患者效果能否有所突破，均影响着胰腺癌今后很长一段时间的诊疗。

目前，胰腺癌由于肿瘤解剖特点注定了早期没有典型的临床症状和表现，体征更不明显。随着基因组学的进步，*CDKN2A*、*BRCA1/2*、*PALB2* 等基因突变被证实与家族性胰腺癌发病密切相关，未来也许可以发现更多的与胰腺癌发病有关的基因，进而早期筛查出易感人群进行重点随诊。而目前 CA19-9 是最常用的胰腺癌诊断标志物，灵敏度和特异度分别达到 78.2% 和 82.8%。但在约 10% 的胰腺癌患者中 Lewis 抗原阴性，CA19-9

往往不会升高。这就需要通过发展细胞生物学，寻求新的检测靶点，如微小核糖核酸（microRNA）、循环肿瘤细胞（CTC）、肿瘤来源脱氧核糖核酸（etDNA）、血清半乳糖凝集素3（Gal-3）等帮助判断。

胰腺癌是一种慢性复杂性疾病，是环境和遗传因素长期共同作用的结果。胰腺癌的家族聚集性提示遗传因素在胰腺癌的发生过程中扮演着重要角色。因此，开展胰腺癌的遗传易感性研究，寻找特异灵敏的生物标志物应用于早期诊断，评估疗效和预后，以及应用发展新的治疗靶点，对于我国胰腺癌的综合防治具有重要意义。

胰腺癌手术治疗无论是开腹还是腹腔镜抑或是机器人手术，术前的多学科模式下的讨论和方案制订已经模式化，手术的步骤基本规范化和模块化，这都有利于手术的同一性和效果的稳定性。近年新辅助化疗的应用，可以使一部分具有高危转移因素的患者如影像学表现伴有 CA19-9 显著升高、原发肿瘤较大、区域淋巴结大、体重极度减轻、伴随极度疼痛等，明显受益。例如，*BRCA*1/2 或 *PALB*2 基因突变，则推荐 FOLFIRINOX（奥沙利铂+伊立替康+亚叶酸钙+5-氟尿嘧啶）±序贯放化疗、吉西他滨+顺铂（2~6 周期）±序贯放化疗。经新辅助化疗后手术或者进展期患者，术后化疗方案以 FOLFIRINOX（奥沙利铂+伊立替康+亚叶酸钙+5-氟尿嘧啶）、吉西他滨+白蛋白结合型紫杉醇和吉西他滨+替吉奥 3 种方案较为常用。其他还包括吉西他滨、5-氟尿嘧啶/亚叶酸钙等单药或联合用药。

相较传统放化疗，分子靶向治疗药物的发展为胰腺癌的治疗带来了新的希望。尼妥珠单抗联合吉西他滨、厄洛替尼联合吉西他滨、贝伐珠单抗联合吉西他滨治疗晚期胰腺癌等研究都正在开展中，目前还有待观察结果或者寻找更好的胰腺癌新靶点。

近几年，免疫检查点抑制剂、肿瘤疫苗治疗等免疫治疗手段成为研究的热点。一项针对晚期胰腺癌患者的临床研究表明，依普利单抗联合粒细胞-巨噬细胞集落刺激因子肿瘤细胞疫苗比单独使用依普利单抗可以获得更长的生存时间。肿瘤疫苗也是近年来研究的一个热点，目前针对胰腺癌的疫苗种类很多，主要有全肿瘤疫苗、肽和蛋白质类疫苗、端粒酶多肽疫苗、树突状细胞疫苗、含有微生物的疫苗等。在未来期待可以制造出免疫系统响应效果好、副作用小的肿瘤疫苗。

传统中医治疗胰腺癌主要集中在减轻手术应激、减少放化疗毒副反应、提高患者免疫力、防复发转移、改善患者生存质量等方面。但有研究显示，中药单体如大黄素、薏苡仁油、鸦胆子素、蟾毒灵、木犀草素、苦参碱、熊果酸、雷公藤甲素、冬凌草素、姜黄素、蝙蝠葛酚性碱、白藜芦醇、厚朴酚、龙葵碱等均具有抑制胰腺癌细胞增殖的作用。自中药鸦胆子分离出的一种苦木素对胰腺癌细胞株具有较强的细胞毒作用，与吉西他滨或5-氟尿嘧啶联合使用时具有协同抗肿瘤增殖的协同作用。中药薏苡仁的提取物康莱特联合吉西他滨较单用吉西他滨，可显著延长胰腺癌患者的无进展生存时间及总生存时间，这些都依赖于中医药提纯工艺的逐步提升和稳定。

第十五章

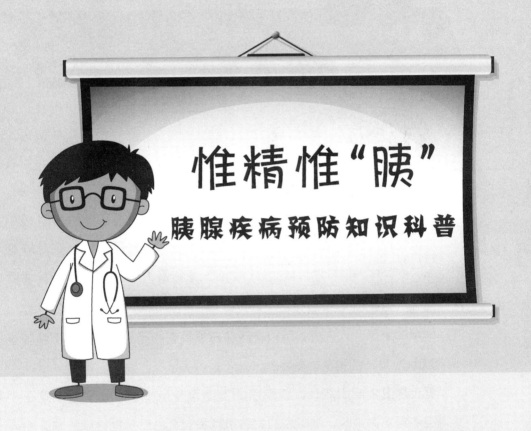

惟精惟"胰"

胰腺疾病预防知识科普

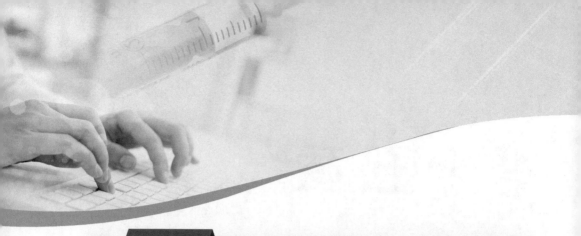

既要小心"肝"，更要关爱"胰"

❖提高对胰腺疾病预防

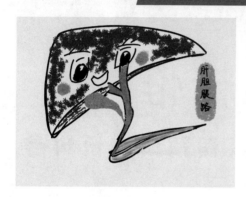

随着生活水平的逐步提高，健康意识和"健康中国"观念深入人心。现在很多人担心不健康的饮食和不规律的生活习惯对身体的影响，只要稍有不适就立即到医院进行相关的体检。尤其是现在大家对肝脏这一身体最大实质性脏器的关注度逐渐增加，体检时总能想到检查肝脏。由于肝脏具有良好的彩超检出度，肝功能概念更是深入人心，所以自然在各项检查中不会漏过。对于胰腺这一"默默无闻"的脏器，重视的人却不是很多。

据世界卫生组织统计，胰腺癌的发病率与当地经济水平呈明显正相关，经济越发达地区，胰腺癌的发病率越高。又由于早期胰腺癌缺乏特异性临床症状，我们目前对胰腺癌的病因和发病机制还知之甚少，唯有早期发现是提高生存率的关键。

因为无创的彩超检查对胰腺癌早期的检出率不高，所以我们需要针对危险因素提高警惕，针对性地在必要时进行 CT 或磁共振等检查。那么哪些是胰腺癌的危险因素呢？

第一类是人们平时最关心的"烟""酒""吃",也就是与日常生活极度相关的吸烟、饮酒、饮食,这类因素明显可防可控。世界卫生组织国际癌症研究机构记录了吸烟可引起胰腺癌发生的科学结论,吸烟者较非吸烟者胰腺癌发病率高 2.5~3.6 倍,并与剂量相关,也就是吸烟越多发病可能越大。日常适度饮酒与胰腺癌的发生并没有直接关系,但过度饮酒或者酗酒会增加胰腺癌的风险。有研究发现,食用高温下烹饪的肉制品会增加胰腺癌的发病风险,这和我们日常的认知也是不谋而合。同时,肥胖人群有更高的胰腺癌发病风险,男性 BMI≥35、女性 BMI≥40 风险更大。

第二类是个人因素,包括年龄、性别、血型和遗传等,这些因素是需提高警惕的防控环节。胰腺癌在 30 岁以前是比较罕见的,30 岁以后发病率随年龄增长而增长,60~65 岁为高发年龄。男性发病率要明显高于女性。非 O 型血人群发生胰腺癌的风险较 O 型血更高。而 10%~20% 胰腺癌有家族聚集特点,若家族中有 2 例以上胰腺癌,其一级亲属(父母、子女、亲兄弟姐妹)患胰腺癌的危险性比一般人群高,这可能与家庭生活环境相同有关。有研究显示,家族中有 1 位一级亲属患有胰腺癌的个体患胰腺癌的风险增加了 2.33 倍,有 2 位一级亲属患有胰腺癌的个体患胰腺癌的风险将增加至 6 倍,有 3 个或更多一级亲属患有胰腺癌的个体患病风险就会猛增加至 14~32 倍。KRAS❶ 等基因突变在胰腺癌的发生中扮演着重要的角色。此外,胰腺癌还与一些高度特征性遗传综合征如 Peutz-Jeghers 综合征❷等有关。

第三类就是疾病因素,这类因素可以通过早期干预原发疾病来控制其

第十五章 惟精惟「胰」
胰腺疾病预防知识科普

---

❶ *KRAS* 基因就像体内一个"开关",它在肿瘤细胞生长及血管生成等过程的信号传导通路中起着重要调控作用,正常的 *KRAS* 基因可抑制肿瘤细胞生长,而一旦发生突变,它就会持续刺激细胞增殖癌变。

❷ Peutz-Jeghers 综合征(Peutz-Jeghers syndrome,PJS)又称家族性黏膜皮肤色素沉着胃肠道息肉病、黑斑息肉综合征。有 3 大特征:黏膜、皮肤特定部位色素斑;胃肠道多发性息肉;遗传性。

持续进展。例如，我们前面提到的胰腺"泡泡"型疾病——胰腺上皮内瘤样病变、胰腺导管内乳头状黏液性肿瘤、胰腺黏液性囊腺瘤都具有明确的恶变倾向，能使患者一生中发生胰腺癌的概率较常人增加 5 倍。而我们常见的糖尿病、慢性胰腺炎等也都是胰腺癌的高危因素。长期糖尿病会适度增加胰腺癌风险，10 年以上糖尿病发生胰腺癌的风险将增加 50%。慢性胰腺炎有多种原因，酗酒、胆囊结石则是慢性胰腺炎最常见的胆源性危险因素。胆囊结石在由胆道向肠道排出时会造成胰胆管梗阻及胰管压力增高，容易诱发胰腺炎。而胰腺炎又与胰腺癌发生相关，所以胆石症也成为胰腺癌的危险因素之一。慢性胰腺炎患者的胰腺癌发病风险比正常人显著增高 13 倍，其中约 5% 的患者终将患上胰腺癌。

第四类是一些外在的强致癌因素，这类因素也可以通过规避来控制的。例如，砷、镍、镉等重金属和一些化学物质，长期服用药物因素都能够增加包括胰腺癌在内的恶性肿瘤的发病风险。而特定的微生物和微生物失调由于破坏 DNA、激活致癌信号通路和产生促肿瘤代谢产物，也可以促进肿瘤的发展。研究表明，消化道链球菌的减少和牙龈卟啉单胞菌的增加都会增加胰腺癌的发病风险。

胰腺癌本身并不具有很高的发病率，只要我们针对以上几类因素加强预防，对高危因素尽早干预和处理，定期体检，加强自我体检，胰腺这一人体第二大且具有强大内外分泌功能的腺体才能够为我们的身体保驾护航。

让胰腺无处遁形

❖ 加强体检及相关检查

胰腺癌作为"癌中之王"，早期症状隐秘，确诊率不高，而且发现时多数因为胰腺癌的易转移特性导致已处于晚期，预后较差，5年总体生存率往往不足5%，在目前基因检测尚未临床广泛应用的情况下，胰腺癌的早期诊断仍然是非常关键的。胰腺癌的发生率增高与吸烟、酗酒、高脂肪腌炸饮食过多等不良生活方式和不合理营养有密切关系，而且胰腺癌早期症状不典型，极易与糖尿病或者胃肠道疾病等相混淆。因此，为减少胰腺癌的发生危险，应该做到戒烟戒酒、合理饮食、适当规律运动锻炼。对于一些慢性胰腺炎，具有家族性不典型多发黑色素瘤的囊性纤维化、胰腺癌家族史，以及遗传性胰腺炎家族史的40岁以上的男性患者，更应做定期体检。因CA19-9对胰腺癌具有高达90%的灵敏度，最好同时监测其变化。现阶段内镜超声、CT、MRCP、ERCP等联合筛查是胰腺癌早期诊断最有效的方法。对于一些高发地区和高危人群，更应加强胰腺癌的防治宣传工作，告知相关人群胰腺癌的高危诱因，宣传其作用机制，使其尽早掌握胰腺癌的发病特点，以及影像学的辅助诊断时机和特点。目前，根治性切除仍然是治疗胰腺癌的首选，五年生存率能达到30%。单一的放化疗或者手术治疗对于胰腺癌作用并不大，因此应多学科讨论制订综合治疗策略，提高联合治疗的效果。预期未来可以有更好的筛查指标能更早发现胰腺癌前病变，进一步提高患者的生存质量。

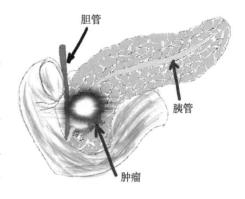

胆管

胰管

肿瘤

■ 胰头囊性肿瘤

第十六章

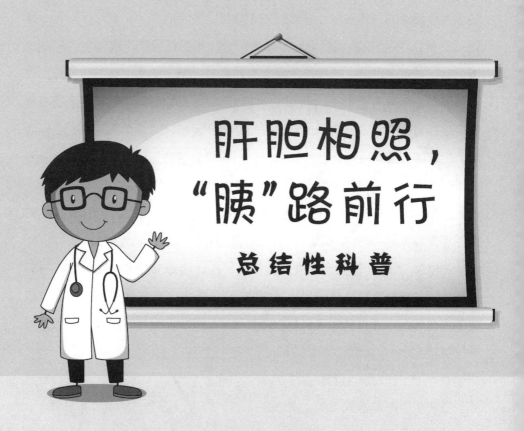

肝胆相照，
"胰"路前行

总结性科普

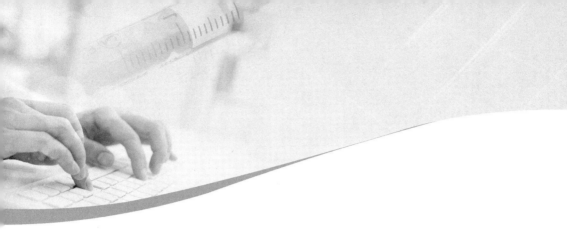

　　肝、胆、胰作为最重要的消化器官，在体内各类神经体液激素的精确调节下，通过分泌胆汁和各类消化酶类，"齐心协力"、充分参与我们身体对各种食物的消化和吸收，同时完成糖、蛋白质、脂肪三大营养物质的代谢转化储存过程，成为体内最大的能量转化发生"三剑客"。肝胆"并肩"，同时帮助我们完成止血与凝血、免疫防御、解毒排泄等诸多功能；而胰腺兼容内外，既负责分泌大量消化酶类，又负责分泌调节控制血糖的诸多激素，帮助我们稳定血糖，保障大脑能量供应。

　　肝、胆、胰无论是先天性还是后天性，无论是炎症还是肿瘤抑或结石，除非是急性发作性疾病，一般症状都比较不典型，往往需要依赖相关血液检查和影像学检查。有特异性的检查包括血清学 AFP、CEA、CA19-9 等，影像学检查包括 MRCP 及肝脏特异性造影剂的磁共振增强等。随着基因组学和生物医学的发展，未来会出现更多能够在早期发现肝、胆、胰疾病病变的特异性筛查指标和检测标志物。同时，随着生物医学的突破，也将给肝胆胰恶性肿瘤的治疗带来更好的效果，甚至像接种疫苗一样实现肿瘤免疫。

　　劳逸结合、适当锻炼，以及适当的饮食管理是预防肝胆胰疾病的"万能法宝"。对于肝胆胰疾病，早发现、早诊断、早治疗，及时听取专科医生的意见，避免道听途说，相信现代科学的力量，才是实现健康中国、实现自我健康管理的真理。